フレイルの
みかた

荒井秀典●編

国立長寿医療研究センター
病院長

中外医学社

●執筆者 （執筆順）

牧迫飛雄馬	鹿児島大学医学部保健学科基礎理学療法学講座教授
土井剛彦	国立長寿医療研究センター老年学・社会科学研究センター予防老年学研究部健康増進研究室室長
堤本広大	国立長寿医療研究センター老年学・社会科学研究センター予防老年学研究部
田中友規	東京大学高齢社会総合研究機構，東京大学大学院医学系研究科加齢医学講座
杉本大貴	国立長寿医療研究センターもの忘れセンター
櫻井 孝	国立長寿医療研究センターもの忘れセンターセンター長
藺牟田洋美	首都大学東京大学院人間健康科学研究科
枝広あや子	東京都健康長寿医療センター研究所自立促進と介護予防研究チーム認知症とうつの予防と介入の促進研究室
清野 諭	東京都健康長寿医療センター研究所社会参加と地域保健研究チーム
木下かほり	国立長寿医療研究センター老年学・社会科学研究センターフレイル研究部
溝神文博	国立長寿医療研究センター薬剤部
杉本 研	大阪大学大学院医学系研究科老年・総合内科学講師
楽木宏実	大阪大学大学院医学系研究科老年・総合内科学教授
藤原佳典	東京都健康長寿医療センター研究所社会参加と地域保健研究チーム
白石 愛	熊本リハビリテーション病院歯科
柴崎孝二	東京大学医学部附属病院老年病科
小林久峰	味の素株式会社アミノサイエンス事業統括部
山田 実	筑波大学大学院人間総合科学研究科生涯発達専攻准教授
大黒正志	金沢医科大学高齢医学准教授
前田圭介	愛知医科大学病院緩和ケアセンター
新見正則	帝京大学医学部外科准教授
渡邊裕也	同志社大学スポーツ健康科学部
石橋英明	伊奈病院整形外科部長/NPO法人高齢者運動器疾患研究所
足立拓史	名古屋大学大学院医学系研究科リハビリテーション療法学専攻
山田純生	名古屋大学大学院医学系研究科保健学教授
河尾直之	近畿大学医学部再生機能医学講座講師
梶 博史	近畿大学医学部再生機能医学講座教授
サブレ森田さゆり	国立長寿医療研究センター看護部外来副看護師長
和田忠志	いらはら診療所
吉松竜貴	東京工科大学医療保健学部理学療法学科
大河内二郎	介護老人保険施設竜間之郷施設長

序　文

　平成25年5月に日本老年医学会がそれまで「虚弱」と訳されていた Frailty の訳を「フレイル」とすることを提言してから，4年以上経過して「フレイル」はかなり浸透してきたように思われる．平成26年3月に設立された日本サルコペニア・フレイル研究会は，平成28年9月には日本サルコペニア・フレイル学会となり，平成29年10月14, 15日に京都で開催された第4回目の学術集会では約800名の参加者に恵まれ，フレイルとともにサルコペニアに対する関心の高まりを実感できた．また，日本サルコペニア・フレイル学会以外の学会においてもフレイルが話題になることが増えつつあると聞いている．学会などでフレイルについての研究成果を発表し情報交流することはきわめて重要であるが，同時に全国的にフレイルの概念が浸透し，その予防対策・介入が多くの地域，施設で適切に行われることが望まれる．それがひいては国民の健康寿命の延伸と要介護高齢者の減少につながると確信している．今回その一助となるよう多くの医療介護専門職がフレイルの概念を理解し，診断，予防，介入を実践するための「フレイルのみかた」を企画した．本書では，フレイルの概念をはじめ，いかにスクリーニング，診断を行うか，そしてどのように予防，介入を行うかについて，さらには様々な疾患との関連も含めて第一線で活躍している方々に執筆をお願いした．本書が読者のお役に立ち，フレイル予防が進んで，要介護高齢者の減少につながることを祈念している．

　　　　2018年3月

　　　　　　　　　　国立長寿医療研究センター　荒 井 秀 典

目　次

I　フレイルを理解する

1　フレイルとは？　〈牧迫飛雄馬〉　2

- ❖ フレイルの概念……………………………………………………… 2
- ❖ 健康長寿におけるわが国でのフレイルの位置づけ……………… 3
- ❖ フレイルの多面性………………………………………………… 4
- ❖ フレイルサイクル………………………………………………… 5
- ❖ フレイルの可逆性………………………………………………… 7

2　フレイルの頻度は？　〈土井剛彦〉　9

- ❖ フレイルの頻度を考える前に…………………………………… 9
- ❖ フレイルの種類による頻度の違い……………………………… 10

3　フレイルの危険因子・保護因子　〈堤本広大〉　15

- ❖ 社会統計学的因子………………………………………………… 16
- ❖ 身体的因子………………………………………………………… 16
- ❖ 生物学的因子……………………………………………………… 18
- ❖ 生活習慣因子……………………………………………………… 19
- ❖ 心理学的因子……………………………………………………… 19
- ❖ その他の因子……………………………………………………… 20

4　フレイルの転帰　〈田中友規〉　24

- ❖ 身体的フレイルの転帰…………………………………………… 25
- ❖ 多面的なフレイルも見過ごせない……………………………… 27
- ❖ フレイルの可逆性への期待……………………………………… 28

5　認知的フレイルとは？　〈杉本大貴　櫻井 孝〉　31

- ❖ IANA/IAGG による認知的フレイルの操作的基準 ……………… 32
- ❖ 認知的フレイルの有症率と意義………………………………… 33
- ❖ 新たな認知的フレイルの操作的基準…………………………… 35

6 社会的フレイルとは？　　　　　　　　　　〈薗牟田洋美〉 38

- ❖ 社会的フレイルの意義……………………………………… 38
- ❖ 社会的フレイルの定義とその指標………………………… 40
- ❖ 社会的フレイルがもたらすもの…………………………… 41

7 オーラルフレイルとは？　　　　　　　　　〈枝広あや子〉 45

- ❖ オーラルフレイルとは……………………………………… 45
- ❖ オーラルフレイルの構成要素……………………………… 46
- ❖ オーラルフレイルのみかた………………………………… 48

8 フレイルの評価方法　　　　　　　　　　　　〈清野 諭〉 52

- ❖ 客観的項目を含む評価方法………………………………… 52
- ❖ 主観的項目（質問紙）のみによる評価方法……………… 54
- ❖ まとめと課題………………………………………………… 58

Ⅱ　フレイルを予防する

1 フレイル予防のための栄養とは　　　　　　〈木下かほり〉 62

- ❖ フレイルと低栄養…………………………………………… 63
- ❖ 高齢者の体重減少をきたす要因…………………………… 64
- ❖ 低栄養（体重減少）を予防するためのスクリーニング方法… 66
- ❖ 高齢者の背景や機能に合わせた提案が疾患由来ではない
  低栄養の予防に繋がる……………………………………… 68

2 ポリファーマシー対策（処方の適正化）は フレイルを改善するか？　　　　　　　　　〈溝神文博〉 70

- ❖ ポリファーマシーとフレイルの関係性…………………… 71
- ❖ ポリファーマシーに対するアプローチ…………………… 73
- ❖ ポリファーマシー対策はフレイルを改善するか？……… 75

3 生活習慣病の管理によるフレイル予防　〈杉本 研　楽木宏実〉 77

- ❖ 生活習慣病とフレイルとの関連…………………………… 78

❖ 生活習慣病管理によるフレイルへの影響·························· *81*

4　社会参加によるフレイル予防　　〈藤原佳典〉 *86*

❖ 社会参加のステージと社会関係···························· *87*
❖ インフォーマルな社会関係と健康························· *89*
❖ 社会参加によるフレイル予防····························· *89*
❖ まとめと展望··· *90*

5　口の健康とフレイル予防　　〈白石 愛〉 *92*

❖ フレイルサイクルと口腔を取り巻く問題···················· *94*
❖ 口腔機能の簡便，見える化スクリーニング ················· *95*
❖ オーラルフレイルの予防································· *97*

6　ホルモンとフレイル予防　　〈柴崎孝二〉 *99*

❖ 病的ホルモン異常とフレイル···························· *100*
❖ テストステロンとフレイル····························· *101*
❖ 成長ホルモン，インスリン様成長因子 -1 とフレイル ········· *102*
❖ グレリンとフレイル··································· *103*
❖ 複合的ホルモンとフレイル····························· *103*
❖ その他のホルモンとフレイル···························· *104*

7　サプリメントとフレイル予防　　〈小林久峰〉 *106*

❖ フレイルとサルコペニア······························· *106*
❖ 骨格筋におけるタンパク質合成のアミノ酸による促進········· *107*
❖ 高齢者の骨格筋におけるロイシン高配合必須アミノ酸の効果··· *108*

III　フレイルを治す

1　運動によりフレイルを治す　　〈山田 実〉 *114*

❖ フレイルと運動····································· *114*
❖ 身体的フレイルと運動································· *115*
❖ 精神心理的フレイルと運動····························· *117*
❖ 社会的フレイルと運動································· *117*

2 栄養によりフレイルを治す 〈大黒正志〉 120

- ❖ フレイルと栄養 ……………………………………………… 120
- ❖ フレイルとタンパク質 ……………………………………… 122
- ❖ フレイルとビタミンD ……………………………………… 123
- ❖ フレイルに関係のあるその他の微量栄養素 ……………… 123
- ❖ 地中海食と日本食 …………………………………………… 124
- ❖ フレイルと多職種連携 ……………………………………… 125
- ❖ 最後に ………………………………………………………… 125

3 摂食嚥下訓練からフレイル改善へ 〈前田圭介〉 127

- ❖ サルコペニアの摂食嚥下障害とは ………………………… 127
- ❖ サルコペニアの摂食嚥下障害対策 ………………………… 128
- ❖ リハビリテーション栄養 …………………………………… 130
- ❖ フレイル改善とサルコペニア対策 ………………………… 131

4 漢方薬の可能性 〈新見正則〉 133

- ❖ 漢方の使い方 ………………………………………………… 134
- ❖ 高齢者に処方するときのヒント …………………………… 135
- ❖ 実際の処方 …………………………………………………… 136

Ⅳ フレイルの関連病態

1 フレイルとサルコペニア 〈渡邊裕也〉 140

- ❖ サルコペニアとは …………………………………………… 140
- ❖ サルコペニアのメカニズム ………………………………… 144
- ❖ サルコペニアの判定 ………………………………………… 146

2 フレイルとロコモティブシンドローム 〈石橋英明〉 149

- ❖ ロコモ予防は健康寿命の延伸が目標 ……………………… 149
- ❖ ロコモの概念とフレイル対策における意義 ……………… 150
- ❖ ロコモの評価法 ……………………………………………… 151
- ❖ ロコモの対策 ………………………………………………… 153

❖ フレイルとロコモの関係……………………………………… *154*

3 フレイルとカヘキシア 〈足立拓史 山田純生〉 *156*

❖ カヘキシアの概念と病態……………………………………… *156*
❖ カヘキシアの定義と診断基準………………………………… *157*
❖ フレイルにおけるカヘキシアの位置づけ…………………… *158*
❖ カヘキシア対策の基本的な考え方…………………………… *159*

4 フレイルと骨粗鬆症 〈河尾直之 梶 博史〉 *163*

❖ 骨粗鬆症……………………………………………………… *164*
❖ フレイルと骨粗鬆症の関連…………………………………… *165*
❖ サルコペニアと骨粗鬆症……………………………………… *166*
❖ 筋骨連携……………………………………………………… *166*
❖ フレイルと骨粗鬆症の治療的アプローチ…………………… *168*

V フレイル介入の実践

1 病院での実践 〈サブレ森田さゆり〉 *172*

❖ 老年期とフレイル……………………………………………… *172*
❖ 高齢者の問題点………………………………………………… *173*
❖ フレイルの基本的な予防……………………………………… *173*
❖ 高齢者は多様である…………………………………………… *174*
❖ 包括的な評価…………………………………………………… *174*
❖ 多職種介入によるフレイル予防……………………………… *175*
❖ フレイル予防糖尿病教室の紹介……………………………… *176*
❖ 病院が果たす役割……………………………………………… *177*

2 フレイル介入の実践 在宅医療 〈和田忠志〉 *179*

❖ 在宅医療におけるフレイル進行予防対策…………………… *179*
❖ 体重・身長測定と BMI の計測（推定） *180*
❖ 栄養管理……………………………………………………… *180*
❖ リハビリテーションと関連事項……………………………… *183*
❖ 絶食と入院の回避……………………………………………… *184*

❖ ケアマネジャーへの助言 …………………………………………… *184*

3　通所サービスでの実践　　　　　　　　　　〈吉松竜貴〉 *186*

❖ 通所サービスにおけるフレイル評価の総論 ………………… *187*
❖ 栄養面でのフレイルに対する方策 ………………………… *188*
❖ 活動面でのフレイルに対する方策 ………………………… *189*
❖ 疲労・消耗をきたしたフレイルに対する方策 …………… *190*
❖ 身体機能面でのフレイルに対する方策 ………………………… *191*

4　施設での実践　　　　　　　　　　　　　　〈大河内二郎〉 *192*

❖ 入所サービスにおけるフレイル対策 ……………………… *193*
❖ 通所リハビリテーション（デイケア）におけるフレイル対策… *195*
❖ 短期入所（ショートステイ）におけるフレイル対策 ……… *196*
❖ 介護予防サロン …………………………………………… *196*

索　引 ………………………………………………… *199*

I

フレイルを理解する

1 フレイルとは？

POINT OF STUDY

❶ フレイルとは，高齢期に生理的予備能が低下することでストレスに対する脆弱性が亢進し，不健康を引き起こしやすい状態とされ，近い将来に日常生活の障害や要介護を招く危険を増大させる．

❷ フレイルは身体的，精神心理的，社会的な側面を含む多面的で包括的な概念である．

❸ フレイルは可逆性を有するとされており，早期の発見および早期の対処によって，フレイルからの脱却や機能障害発生の回避などが期待されている．

❖

フレイルの概念

　高齢期に生理的予備能が低下することでストレスに対する脆弱性が亢進し，不健康を引き起こしやすい状態は"Frailty"と表現されており[1]，転倒や日常生活の障害，要介護の発生，死亡のリスクを増大させる要因となる．これまでは，"虚弱"や"老衰"などの用語で表現されることが多く，心身が加齢により老いて衰え，不可逆的な印象を与えることが懸念されてきた．そのため，日本老年医学会（2014年5月）から"虚弱"や"老衰"などに代わって，"Frailty"の日本語訳に"フレイル"を使用する提言がなされ，フレイルを評価することの意義や予防・改善の重要性を広く周知されることで，さらなる健康寿命の延伸へと繋がることが期待されている．

健康長寿における
わが国でのフレイルの位置づけ

　日本老年医学会からのステートメント（2014年）をみると，多くの要介護高齢者が"Frailty"という中間的な段階を経て，徐々に要介護状態に陥ると考えられていると記載されており，いわばフレイルは健常と要介護の中間と捉えることができるであろう．確かに，Cardiovascular Health Study（CHS）をはじめとする海外での先行研究においても，そのような相対的な位置づけでの概念であることが伺える．しかしながら，介護保険制度という，わが国独自の体制を踏まえて，日本における加齢に伴う相対的なフレイルな位置づけとその国際的コンセンサスを考慮すると，いまだ議論の余地が残されているように思われる．

　歩行速度を例に挙げると，北米・欧州での代表的な地域コホート研究におけるフレイル（ここでは身体的なフレイルを指す）の基準では，通常歩行速度を0.8m/秒未満や身長を考慮した基準値（例えば，男性173cm以下で0.65m/秒以下程度）とすることが多い．しかしながら，この基準を日本の大規模な地域コホート研究で適用すると，歩行速度の低下に該当する者はほとんどいない．その背景に，日本では介護保険制度が浸透しており，要支援や要介護の認定を受けている者が地域コホート研究では含まれないことが多い．わが国で要支援または要介護の認定を受け，通所介護を利用する高齢者3,340名（平均81.4歳）の身体機能測定を実施した報告では，通常歩行速度の計測が可能であった2,799名の平均値は0.71m/秒であり，転倒発生を予測するカットオフ値として0.7m/秒が採用されている[2]．この値は，Friedらの報告にあるCHS（2001年）[1]で採用されているフレイル判定の歩行速度低下の基準と近似する値であり，北米・欧州で採用されている多くの研究でのフレイルは，わが国においては要支援から軽度要介護に該当する程度の高齢者を含むような概念であるかもしれない．そのような意味から"Frailty"を捉えると，"Frailty"が進行・悪化した先に位置する"Disability"は，すなわち基本的な日常生活活動能力の低下を意味すると考えてもよいかもしれ

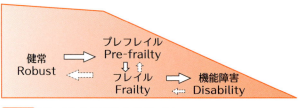

図1 フレイルの相対的な位置づけ

ない 図1 .

　より早期に危険を把握して，早期に対応策を講じるためには，より厳しい基準を設定することは有益かもしれないが，海外を中心に報告されている"Frailty"の操作的な定義に基づく臨床像が，わが国における健常と要介護（≒要支援・要介護の認定者）の中間に位置する臨床像と必ずしも一致しない恐れがある．つまり，基本的な日常生活には要さずとも手段的な日常生活に支援を要する程度までは，Frailty に包含されている臨床像として捉えることができるかもしれない．

フレイルの多面性

　フレイルを理解し，臨床的に活用する上では，その概念は多面的かつ包括的であることを考慮する必要がある．フレイルは，筋力低下に代表されるような身体的な問題のみならず，認知機能障害やうつなどの精神心理的問題，さらに独居や経済的困窮などの社会的問題を含む概念とされ，これらを包括的に捉える必要がある 図2 ．認知機能障害の併存を考慮した認知的フレイル（cognitive frailty）や社会的な側面に焦点を当てた社会的フレイル（social frailty）については後の章を参照いただきたい．

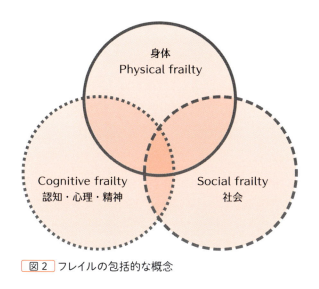

図2 フレイルの包括的な概念

フレイルサイクル

　フレイルの多面性の中でも，身体的なフレイル（physical frailty）はこれまでに最も焦点が当てられてきた側面であり，多くの報告がなされている．身体的フレイルの判定方法についてはいくつかの異なる方法が用いられていることには留意が必要であるが，1) 体重減少（shrinking/weight loss），2) 筋力低下（weakness），3) 疲労（exhaustion），4) 歩行速度の低下（slowness），5) 身体活動の低下（low activity）のうち，3つ以上に該当する場合を身体的フレイルと判定し，健常とフレイルとの中間として1〜2つ該当する場合を，プレフレイルとする操作的な定義がよく用いられる 表1 [1,3]．その背景で諸々の要因が身体的なフレイルに関与することが考えられており，加齢による骨格筋量の減少や食欲不振による慢性的な低栄養などが相互に影響し合い，これらの諸要因が悪循環となって心身機能の低下を加速させることとなる 図3 ．このような身体的フレイルの発生サイクルに影響する要因について，様々な側面から改善可能なアプローチを施し，フレイルの悪循環を断ち切ることが必要となる．

表1 代表的な地域コホート研究における身体的フレイルの判定方法

判定要素	研究プロジェクト名			
	Cardiovascular Health Study (CHS)	Women's Health and Aging Study	Study of Osteoporotic Fractures (SOF)	National Center for Geriatrics and Gerontology Study of Geriatric Syndromes (NC-GG-SGS)
体重減少	ここ1年間での4.54kg以上，もしくは5%以上の意図しない体重の減少	60歳の体重からの10%以上の減少，またはBMIが18.5 kg/m² 以下	ここ2年間での5%以上の意図しない体重減少	6カ月間で2-3kgの低下
筋力低下	握力低下（性別と体格を考慮した下位20%）例）男性・BMI 24以下→29kg以下 女性・BMI 23以下→17kg以下	握力低下（CHSと同様）	腕を使わずに椅子からの立ち上がり（連続5回）が不可能	握力低下 男性 26kg 未満 女性 18kg 未満
疲労	「過去1週間に何をするのも面倒だ」「過去1週間に物事が手につかない」上記の質問（いずれもCES-D下位項目）に対して，「週3日以上」と回答	「過去1カ月に非常に疲れを感じた」「過去1カ月間で非常に弱くなったように感じた」上記の主観的疲労の質問にいずれか1つに該当	「自分は活力が満ちあふれていると感じますか」上記の質問（GDS-15の下位項目）に「いいえ」と回答	「ここ2週間，わけもなく疲れたような感じがする」上記の質問に「はい」と回答
歩行速度の低下	通常歩行時間（性別と身長を考慮した下位20%）例）男性：173cm以下→0.65m/s以下 女性：159cm以下→0.65m/s以下	通常歩行速度 身長159cm以下→0.65m/s以下，身長160cm以上→0.76m/s以下	なし	通常歩行速度 性別・身長問わず1.0m/s 未満
身体活動の低下	Minnesota Leisure Time Activity（消費カロリー）男性では383kcal 未満/週 女性では270kcal 未満/週	Minnesota Leisure Time Activity（消費カロリー）90kcal 未満/週	なし	「軽い運動・体操をしていますか」「定期的な運動・スポーツをしていますか」上記のいずれの質問とも「いいえ」と回答
判定	3つ以上に該当（1～2つに該当で，"プレフレイル"）	3つ以上に該当（1～2つに該当で，"プレフレイル"）	2つ以上に該当（1つに該当で，"プレフレイル"）	3つ以上に該当（1～2つに該当で，"プレフレイル"）

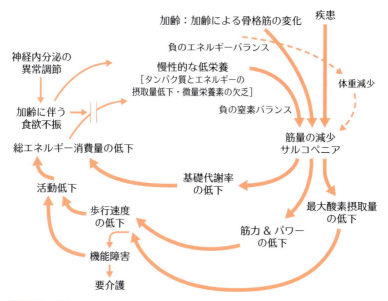

図3 身体的フレイルの発生サイクル (Fried LP, et al. J Gerontol A Biol Sci Med Sci. 2001; 56: M146-56[1]より作図)

❖

フレイルの可逆性

　フレイルを理解する上でのもうひとつの重要な視点として，フレイルは可逆性を有することを心得ておく必要がある．フレイル高齢者に対する適切な介入によって身体機能や日常生活活動能力の向上，さらにはフレイルからの脱却や機能障害発生の回避などが期待されている．フレイルの予防または改善のための具体的な介入方法については，後の章で詳しく解説がなされるが，フレイルの該当項目に焦点を当てた介入によってフレイルからの脱却効果が期待される．一方，重度な身体的フレイル状態を有する高齢者では，その介入効果は限定的であると言わざるを得ない[4]．そのため，フレイルにおいては，早期のリスク発見と早期の対処として望ましい介入を積極的に促進していくことが，健康長寿のキーポイントとなるであろう．

文献

1) Fried LP, Tangen CM, Walston J, et al. Frailty in older adults: evidence for a phenotype. J Gerontol A Biol Sci Med Sci. 2001; 56: M146-56.
2) Shimada H, Suzukawa M, Tiedemann A, et al. Which neuromuscular or cognitive test is the optimal screening tool to predict falls in frail community-dwelling older people? Gerontology. 2009; 55: 532-8.
3) Makizako H, Shimada H, Doi T, et al. Impact of physical frailty on disability in community-dwelling older adults: a prospective cohort study. BMJ open. 2015; 5: e008462.
4) Clegg AP, Barber SE, Young JB, et al. Do home-based exercise interventions improve outcomes for frail older people? Findings from a systematic review. Rev Clin Gerontol. 2012; 22: 68-78.

〈牧迫飛雄馬〉

2 フレイルの頻度は？

POINT OF STUDY

❶ フレイルの頻度は定義や種類に依存するため，十分に理解した上で解釈する必要がある．
❷ 地域コホートにおける身体的フレイルの頻度は10%弱程度である．
❸ 認知的フレイルや社会的フレイルなどの概念が提唱され，各頻度についても報告されてきたがいまだコンセンサスを得るに至っていない状況にあるため，今後の展開に注視する必要がある．

フレイルの頻度を考える前に

　フレイルは，別稿でも述べられているとおり，日本老年医学会の声明によれば「高齢期に生理的予備能が低下することでストレスに対する脆弱性が亢進し，生活機能障害，要介護状態，死亡などの転帰に陥りやすい状態」とされる[1]．わが国においては健常と要介護状態の中間と位置づけられ，これまで「虚弱」や「老衰」などと表現されてきており，加齢に伴う不可逆的な現象としての印象を与えていたが，改善の見込みが残されている，いわば可逆性の状態であるとされている．また，フレイルは身体的な要素だけでなく認知的要素，社会的要素に基づいて各々定義が行われており，それらに応じて頻度が異なるため，どの定義・種類をもとにした頻度なのかについて適切にみていく必要がある．一般的にフレイルが指すものとしては，身体的要素を主に組み込んだ定義づけがされ，一部では身体的フレイルとも呼ばれ[2]，Friedらによって定義づけされたもの（CHS index）が広く取り入れられてきた[3]．一方で，認知的要素に着目したものでは，認知機能低下と身体的フ

レイルが低下した状態を"認知的フレイル"とし，認知症のハイリスク者として注目を集めている[4]．さらに，社会的要素に着目し，社会的資源が少ないことや社会活動が低下している状態を社会的フレイルとし，他のフレイルと同様に生活機能障害のリスクが高まるとされている[5]．他にも，高齢期における機能低下を包括的に評価しフレイルを判定するものもあり，わが国において介護施策にて広く用いられている"基本チェックリスト"を使用し判定することも報告されてきた[6]．以上のように，フレイルの中身について留意しながら頻度について理解をする必要がある．

フレイルの種類による頻度の違い

1. 身体的フレイル

　身体的フレイルの中でも，最も多く用いられているのは Fried らにより Cardiovascular Health Study のデータベースをもとに考えられた定義で，5つの構成要素からなり Shrinking: weight loss（体重減少），Weakness（筋力低下），Exhaustion（易疲労感），Slowness（歩行能力低下），Low activity（活動低下）により判定され，定義に用いられる詳細なカットオフ値などは別稿を参照されたい[3]．他にも，身体的フレイルとして Study of Osteoporotic fractures（SOF）index が用いられた報告もある[7]．Collard らによるシステマティックレビューでは，地域在住高齢者を対象にした 15 の研究から 44,894 人をプール解析した結果身体的フレイル の頻度は 9.9%（95% CI：9.6-10.2%），身体的プレフレイルの頻度は 44.2%（95% CI：44.2-44.7%，13 studies；41,197 人）であった[8]．一方で，入所者を対象にメタアナリシスを行った報告では，9 の研究から 1,373 名を抽出しフレイルが 52.3%（95% CI：37.9-66.5%），7 の研究から 1,163 名を抽出しプレフレイルが 40.2%（95% CI：28.9-52.1%）であった．地域在住高齢者よりも入所者のほうが，圧倒的にフレイルの頻度は高まることがメタアナリシスによって明示された．さらに我々の研究グループを含む日本の地域コホートのメタ解析によると，5つの研究 11,940 人を解析したところ，フレイルが 7.4%（95%

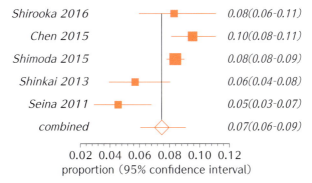

図1 日本におけるフレイルの頻度
日本のコホート研究をプール解析した結果,フレイルの頻度は7.4%であった.(Kojima G, et al. J Epidemiol. 2017; 27: 347-53[9])より作図)

CI：6.1-9.0%),プレフレイルが48.1%（95% CI：41.6-54.8%）であった図1 [9]．以上のように,地域在住高齢者における身体的フレイルの頻度は10%弱であるが,入所者など対象が変わることで頻度は大きく変化する．

2. 認知的フレイル

認知的フレイルは定義がいまだ定まりきっていない状況ではあるものの,広義では認知機能の低下と身体機能の低下が併存している状態とされ,認知機能の低下としてはmild cognitive impairmentのように客観的認知機能低下やClinical Dementia Rating（CDR）が0.5などと定義され,身体機能低下は身体的フレイルを有するもしくは握力や歩行速度を用いて身体機能低下そのものと定義するものが散見される[4]．認知的フレイルは,認知機能の低下と身体機能の低下を併存する状態であるため,認知症の発症リスクがより高い対象であると考えられている[4]．地域在住高齢者594名を対象にしたコホートでは,認知的フレイルをMini Mental State Examination（MMSE）が25点以下でCHS-indexにてフレイルと判定された者としたところ,4.4%の頻度であった[10]．同様の定義を用いた地域在住高齢者2,375名を対象にしたコホートでは1.8%で,身体機能低下についてプレフレイルも含めると10.7%であった[10]．我々の研究グループでは,NCGG-SGSデータベース

より地域在住高齢者8,864名を対象に検討したところ，客観的認知機能低下（NCGG-FAT[11]にて2つ以上のテストにおいて低下が認められた場合）とCHS-indexに準じた基準を用いて認知的フレイルを定義したところ，認知機能低下とフレイルの組み合わせでは1.2%であった．これらの報告を踏まえると，定義によってばらつきはあるものの，認知的フレイルの発生頻度はかなり低いため，スクリーニングを念頭に置いた場合，身体的フレイルにプレフレイルを含むなどのように定義を再考する必要があると考えられる．

認知機能の低下と身体機能の低下を広くスクリーニングするために，認知機能低下を主観的な訴えにより評価し，身体機能低下を歩行速度低下のみで評価し，それらが併存する状態をMotoric Cognitive Risk Syndrome（MCR）としてVergheseらによって提唱された[12]．MCRは，認知症の発症リスクだけでなく[12,13]，転倒リスク[14]，新規要介護認定のリスク[13]や死亡リスク[15]の評価としても有用である．MCRの有病率は，コホートによってばらつきはあるものの，多国間研究によると9.7%（95% CI：8.2-11.2%）と報告され，我々の研究グループにおけるNCGG-SGSデータベースでは，

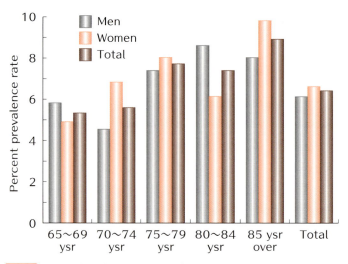

図2 MCRの性・年代別にみた頻度
NCGG-SGSデータベースより解析した結果，MCRの頻度は6.4%であった．
(Doi T, et al. J Am Med Dir Assoc. 2015; 16: 1103. e21-5[16]より作図)

6.4%（95% CI：5.9-6.9%）で年代が上がるにつれて増加する傾向であった 図2 [16].

3. 社会的フレイル

社会的フレイルは，認知的フレイルと同様にコンセンサスを得るには至っていないが，高齢者の社会的側面に焦点を当てた評価項目を用いて定義するものがいくつかみられ，要素としては大きく社会的欲求の満足感，社会的資源，一般的資源，社会活動に分類でき，研究によって多岐にわたる定義が用いられている[17]．中でも，地域コホートにおいて頻度について検討しているものがいくつか報告された．例えば，地域在住高齢者 2,406 名を対象にしたコホート研究では社会的フレイルインデックスを用い 7 つのドメイン（独居，教育歴，交友関係，連絡状況，社会活動，経済状況，居住形態）にて評価し，社会的フレイルの程度を評価し，高度に社会的フレイルと判定された者は 18.4%であった[18]．我々の研究グループでは，①独居であるか，②昨年に比べ外出頻度が減った，③友人の家を訪ねていない，④家族や友人の役に立っていると思わない，⑤誰かと毎日会話をしていない，の 5 項目により評価し，2 つ以上該当する場合をフレイル，1 つの該当をプレフレイルと定義したところ，社会的フレイルに該当する割合は 10.2%，社会的プレフレイルに該当する割合は 24.9%であった[5]．社会的フレイルは他のフレイルと同様に生活機能障害のリスクが高いことが明らかにされており[5]，引き続き定義の精査をするとともに介入すべき対象として捉えていく必要がある．

文献

1) 大内尉義, 荒井秀典. フレイルに関する日本老年医学会からのステートメント. 2014.
2) Fiatarone MA, O'Neill EF, Ryan ND, et al. Exercise training and nutritional supplementation for physical frailty in very elderly people. N Engl J Med. 1994; 330: 1769-75.
3) Fried LP, Tangen CM, Walston J, et al. Frailty in older adults: evidence for a phenotype. J Gerontol A Biol Sci Med Sci. 2001; 56: M146-56.
4) Kelaiditi E, Cesari M, Canevelli M, et al. Cognitive frailty: rational and definition from an (I.A.N.A./I.A.G.G.) international consensus group. J Nutr Health Aging. 2013; 17: 726-34.
5) Makizako H, Shimada H, Tsutsumimoto K, et al. Social frailty in community-dwelling

older adults as a risk factor for disability. J Am Med Dir Assoc. 2015; 16: 1003. e7-11.

6) Satake S, Senda K, Hong YJ, et al. Validity of the Kihon Checklist for assessing frailty status. Geriatrics & Gerontology International. 2016; 16: 709-15.

7) Ensrud KE, Ewing SK, Taylor BC, et al. Comparison of 2 frailty indexes for prediction of falls, disability, fractures, and death in older women. Arch Intern Med. 2008; 168: 382-9.

8) Collard RM, Boter H, Schoevers RA, Oude Voshaar RC. Prevalence of frailty in community-dwelling older persons: a systematic review. J Am Geriatr Soc. 2012; 60: 1487-92.

9) Kojima G, Iliffe S, Taniguchi Y, et al. Prevalence of frailty in Japan: A systematic review and meta-analysis. J Epidemiol. 2017; 27: 347-53.

10) Roppolo M, Mulasso A, Rabaglietti E. Cognitive frailty in Italian community-dwelling older adults: prevalence rate and its association with disability. J Nutr Health Aging. 2017; 21: 631-6.

11) Makizako H, Shimada H, Park H, et al. Evaluation of multidimensional neurocognitive function using a tablet personal computer: test-retest reliability and validity in community-dwelling older adults. Geriatrics & gerontology international. 2013; 13: 860-6.

12) Verghese J, Annweiler C, Ayers E, et al. Motoric cognitive risk syndrome: multicountry prevalence and dementia risk. Neurology. 2014; 83: 718-26.

13) Doi T, Shimada H, Makizako H, et al. Motoric cognitive risk syndrome: association with incident dementia and disability. J Alzheimers Dis. 2017; 59: 77-84.

14) Callisaya ML, Ayers E, Barzilai N, et al. Motoric cognitive risk syndrome and falls risk: a multi-center study. J Alzheimers Dis. 2016; 53: 1043-52.

15) Ayers E, Verghese J. Motoric cognitive risk syndrome and risk of mortality in older adults. Alzheimers Dement. 2016; 12: 556-64.

16) Doi T, Verghese J, Shimada H, et al. Motoric cognitive risk syndrome: prevalence and risk factors in Japanese seniors. J Am Med Dir Assoc. 2015; 16: 1103.e21-5.

17) Bunt S, Steverink N, Olthof J, et al. Social frailty in older adults: a scoping review. European Journal of Ageing. 2017; 14: 323-34.

18) Teo N, Gao Q, Nyunt MSZ, et al. Social frailty and functional disability: findings from the Singapore longitudinal ageing studies. J Am Med Dir Assoc. 2017; 18: 637.e13-.e19.

〈土井剛彦〉

3 フレイルの危険因子・保護因子

POINT OF STUDY

❶ フレイルの危険因子・保護因子は，社会統計学的因子，身体的因子，生物学的因子，生活習慣因子，心理学的因子など多岐にわたる．

❷ 多数の因子が関連するため，フレイルの早期発見・予防には，様々な観点からの評価が必要である．

❸ フレイルは複数の因子が複雑に影響を与え合った結果に生じる老年症候群であるため，フレイルを予防するためには多面的なアプローチをもって実施することが最適である．

日本人の平均寿命は年々長くなり，特に後期高齢者の人口が急増している．しかし，高齢になるほど虚弱（フレイル）となり，日常生活が自立困難となり，要支援・要介護状態となる高齢者は増加する．一方では，少子化が進み，今後は若い労働力が不足していくことが予想される．要支援・要介護状態へと移行する前に，高齢期におけるフレイルを早期に発見し，その対策を行うことは超高齢社会に突入したわが国において急務である．そこで，本稿では，フレイルへの移行について検討した長期的観察研究をまとめたシステマティックレビュー論文[1]によって明らかとなった高齢期におけるフレイルの保護因子および危険因子について紹介し，フレイルの対策法を探る．フレイルに関するレビューは多数行われているが，それらのレビューは1つの因子にのみ着目している．高齢期のフレイルは，何か1つの原因で生じる場合もないわけではないが，多くの場合は複数の原因が折り重なった結果生じるものである．実際，多数の研究において，フレイルと関連する種々の因子について検証がなされており，社会統計学的因子である年齢，性別，教育水準だけではなく，身体的因子である体重および日常生活動作や，生物学的・

生活習慣・心理学的因子に着目した研究が増えつつある．つまり，様々な観点からフレイルに関連する危険因子・保護因子について検証することによって，フレイル予防の介入方法の開発に役立つ可能性が考えられる．また，新たな公衆衛生学的知見を提供することが可能となる．

社会統計学的因子

フレイルに関する社会統計学的因子では，高齢であること，女性であること，教育水準が低いこと，世帯収入が低いこと，アフリカンアメリカンであることがフレイルに関する危険因子として報告されている．また，居住地の環境も関連しており，人口がより密集した地域に在住していること，近隣の社会経済学的状況がよくないこと（貧困層もしくは中間層であること）が，フレイルに対しては危険因子として作用する．世帯状態としては，個人保険もしくは医療保険制度に加入していないことが危険因子である一方，収入が多いこと，1人暮らしであることがフレイルの保護因子として明らかとされている 表1 ．

身体的因子

フレイルに関連する身体的因子として，最も多くの研究がなされているのは，体重に関する因子である．body mass index（BMI）の値が大きいこと，また肥満であること（BMI 30kg/m² 以上）は，フレイルの危険因子であることが報告されている．一方で，BMIの値が，中間的な値（18.5から24.9kg/m²）に対して，低いこと（18.5kg/m² 未満）も同様にフレイルの危険因子であることが示唆されている．他の身体的な因子として，ADLの機能状態，下肢の機能低下，より高度なアロスタティック負荷（ストレスによる心身の疲弊のこと）についても，身体的因子におけるフレイルの危険因子として報告されている 表2 ．

表1 フレイルに関する社会統計学的因子
(Feng Z, et al. PLoS One. 2017; 12: e0178383[1] の表を改変)

因子	著者名（発表年度）	保護因子 or 危険因子
年齢（高齢）	Aranda[2]（2011），Myers[3]（2014），Woods[4]（2005），Ottenbacher[5]（2009），Semba[6]（2006）	危険因子
女性	Myers[3]（2014），Ottenbacher[5]（2009）	危険因子
教育水準（低い）	Woods[4]（2005）	危険因子
低収入	Myers[3]（2014），Woods[4]（2005）	危険因子
高収入（低収入と比較）	Hoogendijk[7]（2014）	保護因子
人種（アフリカンアメリカン）	Woods[4]（2005）	危険因子
人口の密集地域に居住	Aranda[2]（2011）	危険因子
近隣の社会経済学的状況（貧困層もしくは中間層）	Myers[3]（2014）	危険因子
1人暮らし	Woods[4]（2005）	保護因子
個人保険・医療保険制度に未加入	Aranda[2]（2011）	危険因子

表2 フレイルに関する身体的因子
(Feng Z, et al. PLoS One. 2017; 12: e0178383[1] の表を改変)

因子	著者名（発表年度）	保護因子 or 危険因子
BMI（18.5未満，もしくは25.0以上）（18.5から24.9の範囲に収まる者と比較）	Woods[4]（2005）	危険因子
BMI（連続変数）	Ottenbacher[5]（2009）	危険因子
肥満（BMI 30.0以上）	Myers[3]（2014），Woods[4]（2005），Hoogendijk[7]（2014）	危険因子
ADLの機能状態	Aranda[2]（2011），Ottenbacher[5]（2009）	危険因子
下肢の機能低下	Ottenbacher[5]（2009）	危険因子
高度なアロスタティック負荷	Gruenewald[8]（2009）	危険因子

生物学的因子

　生物学的因子としては，白血球数高値，単球数高値，リンパ球数高値，アルブミン値低値といった一般検査項目として扱われるバイオマーカーがフレイルに対する危険因子として報告されている．男性ホルモンの中間代謝産物であるデヒドロエピアンドロステロン硫酸（DHEAS）低値，および遊離テストステロン低値といった性ホルモン値もフレイルの危険因子であることが示唆されている．また，ストレスマーカーとして用いられるコルチゾール/DHEAS 比についても高値であることがフレイルに対して危険因子として作用することが示唆されている．C 反応性タンパク高値，25-ヒドロキシビタミン D 低値が危険因子であるという報告がある一方で，有意な関連を認めない研究も存在するため，今後も検証が必要であると考えられる．他には，血清カロテノイド低値，微量栄養素欠乏，血清尿酸高値が，フレイルに対する危険因子として報告されている 表3．

表3 フレイルに関する生物学的因子
(Feng Z, et al. PLoS One. 2017; 12: e0178383[1] の表を改変)

因子	著者名（発表年度）	保護因子 or 危険因子
白血球数高値，単球数高値，リンパ球数高値，アルブミン値低値，デヒドロエピアンドロステロン硫酸（DHEAS）低値，コルチゾール/DHEAS 比高値	Baylis[9] (2013)	危険因子
遊離テストステロン低値	Hyde[10] (2010)	危険因子
C 反応性タンパク高値	Hoogendijk[7] (2014)	危険因子
25-ヒドロキシビタミン D 低値	Hoogendijk[7] (2014)	危険因子
血清カロテノイド低値（女性）	Semba[6] (2006)	危険因子
微量栄養素欠乏（欠乏なしと比較）	Semba[6] (2006)	危険因子
血清尿酸高値	Garcia-Esquinas[11] (2016)	危険因子

生活習慣因子

　地中海食に関しては，フレイルに対して保護因子として働くことが示唆されている．実際に，地中海食の定着率が高いこと，地中海食スコアが高いことはフレイルのリスクを軽減させる．また，国際的食生活評価指標が高いこと，果実・野菜の消費量が多いこと，タンパク質消費量が多いこと（総タンパク，動物性タンパク質，モノエン脂肪酸を含む）もフレイルに関して保護因子として作用する．また，乳製品については，低脂肪乳およびヨーグルトの摂取はフレイルの保護因子とされている．新しい知見としては，習慣的なレスベラトロールの食事による摂取もフレイルに対して保護的に作用することが示唆されている．

　喫煙習慣は危険因子とされる一方で，関連が認められないと報告する研究論文もあり，フレイルとの関連に関しては，一定の見解が得られていないといえる．

　飲酒習慣については，食事外で飲酒習慣を比較すると，食事と共に飲酒する習慣はフレイルに対して保護的に作用すること，中程度の飲酒習慣，および高頻度の飲酒習慣（飲酒習慣なしと比較）については，フレイルの保護因子として抽出されているが，ある研究では関連がないことも示唆されている 表4 ．

心理学的因子

　高度なうつ症状，および配偶者のうつ病罹患は，フレイルの危険因子として抽出されている．また，認知機能低下（MMSEスコアの低値）も，フレイルの一つの危険因子であることが複数の研究より明らかとなっている．主観的健康観やネガティブ思考（CES-D）についても同様にフレイルに対しては増悪的に作用する．一方で，統御能力が高いことはフレイルに対して保護的に作用する 表5 ．

表4 フレイルに関する生活習慣因子
(Feng Z, et al. PLoS One. 2017; 12: e0178383[1] の表を改変)

因子	著者名（発表年度）	保護因子 or 危険因子
高頻度の地中海食	Talegawkar[12] (2012)	保護因子
地中海食スコアの高得点	Leon-Munõz[13] (2014)	保護因子
国際的食生活評価指標の高得点	Chan[14] (2015)	保護因子
果実・野菜の消費量が多い（1日3人分の果物，1日2人分の野菜）	Garcia-Esquinas[15] (2016)	保護因子
喫煙習慣	Woods[4] (2005), Ottenbacher[5] (2009), Hoogendijk[7] (2014)	危険因子
食事と共に飲酒する習慣（食事以外で飲酒する習慣と比較）	Ortola[16] (2016)	保護因子
中程度の飲酒	Woods[4] (2005)	保護因子
高頻度の飲酒習慣（飲酒習慣なしと比較）	Ortola[16] (2016)	保護因子
総タンパク，動物性タンパク，モノエン脂肪酸の消費量が多い	Sandoval-Insausti[17] (2016)	保護因子
低脂肪乳および低脂肪ヨーグルト	Lana[18] (2015)	保護因子
習慣的なレスベラトロールの食事による摂取	Rabassa[19] (2015)	保護因子

その他の因子

上記のカテゴリに属さない因子として，転倒歴（過去12カ月間）やホルモン療法施行歴がフレイルの危険因子であることが示唆されている 表6 ．

まとめ

様々なフレイルに関する保護因子・危険因子を紹介したが，本稿では長期的観察研究にのみ着目して紹介した．この他にも，横断的な検討によっても

表5 フレイルに関する心理学的因子
(Feng Z, et al. PLoS One. 2017; 12: e0178383[1] の表を改変)

因子	著者名（発表年度）	保護因子 or 危険因子
高度なうつ傾向	Woods[4] (2005), Lakey[20] (2012), Hoogendijk[7] (2014)	危険因子
危険因子	Ottenbacher[5] (2009)	危険因子
配偶者のうつ罹患	Monin[21] (2016)	危険因子
認知機能低下（MMSE 低得点）	Ottenbacher[5] (2009), Aranda[2] (2011), Hoogendijk[7] (2014)	危険因子
主観的健康観	Myers[3] (2014)	危険因子
ネガティブ思考（CES-D）	Ottenbacher[5] (2009)	危険因子
統御能力	Hoogendijk[7] (2014)	保護因子

表6 フレイルに関するその他因子
(Feng Z, et al. PLoS One. 2017; 12: e0178383[1] の表を改変)

因子	著者名（発表年度）	保護因子 or 危険因子
転倒歴（過去 12 カ月間）	Woods[4] (2005)	危険因子
ホルモン療法施行	Woods[4] (2005)	危険因子

明らかとなっている因子も様々存在し，ランダム化比較試験によって明らかとなっている保護因子も存在する．いずれにせよ，高齢期におけるフレイルは，単一の因子によって生じるのではなく，複数の因子が複雑に影響を与え合った結果に生じる老年症候群である．そのため，フレイルを予防するためには多面的なアプローチをもって実施することが，最適な方法であると考えられる．

文献

1) Feng Z, Lugtenberg M, Franse C, et al. Risk factors and protective factors associated with incident or increase of frailty among community-dwelling older adults: A systematic review of longitudinal studies. PLoS One. 2017; 12: e0178383.

2) Aranda MP, Ray LA, Snih SA, et al. The protective effect of neighborhood composition on increasing frailty among older Mexican Americans: a barrio advantage ? Journal of Aging and Health. 2011; 23: 1189-217.

3) Myers V, Drory Y, Goldbourt U, et al. Multilevel socioeconomic status and incidence of frailty post myocardial infarction. Int J Cardiol. 2014; 170: 338-43.

4) Woods NF, LaCroix AZ, Gray SL, et al. Frailty: emergence and consequences in women aged 65 and older in the Women's Health Initiative Observational Study. J Am Geriatr Soc. 2005; 53: 1321-30.

5) Ottenbacher KJ, Graham JE, Al Snih S, et al. Mexican Americans and frailty: findings from the Hispanic established populations epidemiologic studies of the elderly. Am J Public Health. 2009; 99: 673-9.

6) Semba RD, Bartali B, Zhou J, et al. Low serum micronutrient concentrations predict frailty among older women living in the community. J Gerontol A Biol Sci Med Sci. 2006; 61: 594-9.

7) Hoogendijk EO, van Hout HP, Heymans MW, et al. Explaining the association between educational level and frailty in older adults: results from a 13-year longitudinal study in the Netherlands. Ann Epidemiol. 2014; 24: 538-44 e2.

8) Gruenewald TL, Seeman TE, Karlamangla AS, et al. Allostatic load and frailty in older adults. J Am Geriatr Soc. 2009; 57: 1525-31.

9) Baylis D, Bartlett DB, Syddall HE, et al. Immune-endocrine biomarkers as predictors of frailty and mortality: a 10-year longitudinal study in community-dwelling older people. Age (Dordr). 2013; 35: 963-71.

10) Hyde Z, Flicker L, Almeida OP, et al. Low free testosterone predicts frailty in older men: the health in men study. J Clin Endocrinol Metab. 2010; 95: 3165-72.

11) Garcia-Esquinas E, Guallar-Castillon P, Carnicero JA, et al. Serum uric acid concentrations and risk of frailty in older adults. Exp Gerontol. 2016; 82: 160-5.

12) Talegawkar SA, Bandinelli S, Bandeen-Roche K, et al. A higher adherence to a Mediterranean-style diet is inversely associated with the development of frailty in community-dwelling elderly men and women. J Nutr. 2012; 142: 2161-6.

13) Leon-Munõz LM, Guallar-Castillon P, Lopez-Garcia E, et al. Mediterranean diet and risk of frailty in community-dwelling older adults. Journal of the American Medical Directors Association. 2014; 15: 899-903.

14) Chan R, Leung J, Woo J. Dietary Patterns and Risk of Frailty in Chinese Community-Dwelling Older People in Hong Kong: A Prospective Cohort Study. Nutrients. 2015; 7: 7070-84.

15) Garcia-Esquinas E, Rahi B, Peres K, et al. Consumption of fruit and vegetables and risk of frailty: a dose-response analysis of 3 prospective cohorts of community-dwelling older adults. The American Journal of Clinical Nutrition. 2016; 104: 132-42.

16) Ortola R, Garcia-Esquinas E, Leon-Munoz LM, et al. Patterns of Alcohol Consumption and Risk of Frailty in Community-dwelling Older Adults. J Gerontol A Biol Sci Med Sci. 2016; 71: 251-8.

17) Sandoval-Insausti H, Perez-Tasigchana RF, Lopez-Garcia E, et al. Macronutrients intake and incident frailty in older adults: A Prospective Cohort Study. J Gerontol A Biol Sci Med Sci. 2016; 71: 1329-34.

18) Lana A, Rodriguez-Artalejo F, Lopez-Garcia E. Dairy consumption and risk of frailty in older adults: A Prospective Cohort Study. J Am Geriatr Soc. 2015; 63: 1852-60.

19) Rabassa M, Zamora-Ros R, Urpi-Sarda M, et al. Association of habitual dietary resveratrol exposure with the development of frailty in older age: the Invecchiare in Chianti study. Am J Clin Nutr. 2015; 102: 1534-42.

20) Lakey SL, LaCroix AZ, Gray SL, et al. Antidepressant use, depressive symptoms, and incident frailty in women aged 65 and older from the Women's Health Initiative Observational Study. J Am Geriatr Soc. 2012; 60: 854-61.

21) Monin J, Doyle M, Levy B, et al. Spousal associations between frailty and depressive symptoms: Longitudinal Findings from the Cardiovascular Health Study. J Am Geriatr Soc. 2016; 64: 824-30.

〈堤本広大〉

フレイルの転帰

POINT OF STUDY

❶ 身体的フレイルは転倒骨折，抑うつ症状，予期せぬ入院，生活機能障害，要介護認定，死亡などのリスクを高め，介護費や医療費の負担を増大させる．

❷ 多面的なフレイル（社会的フレイル・認知的フレイル・オーラルフレイル）も要介護認定・死亡などの予測因子とされ，軽視してはならない．身体的フレイルとの重複が特に危険である．

❸ フレイルは可逆的な概念である．身体的フレイル/プレフレイル高齢者の9〜22％は自然な老いの中でも改善するが，身体的フレイルから健常への改善には医療的介入が必要である．

はじめに

　フレイルは加齢に伴う生理的予備能の低下により，ストレスに対する脆弱性が亢進している病態である．フレイル高齢者は健康低下に転帰しやすい危険な状態とされているが，実際にどのような転帰を迎えるのか，フレイルを早期から予防するためには具体的に我々は一体何を心がければ良いのか，などに言及する．また，フレイルは単なる身体的脆弱性の増加のみを指し示す用語ではなく，独居や経済的困窮も含めた社会性の側面や（社会的フレイル），認知機能低下といった側面を併せもつ概念とされる（認知的フレイル）．近年では，歯科・口腔機能低下の側面も注目されている（オーラルフレイル）．では，これらの多面的なフレイルはそれぞれどのような転帰に繋がるのであろうか．そして，フレイルには可逆性をもつ点も忘れてはならない．すなわち，フレイルは適切な保健行動や然るべき介入による改善が期待される概念とされている．では，フレイル高齢者は実際に改善するのであろ

うか．本稿ではこれらの疑問に答えていきたい．

身体的フレイルの転帰

　身体的フレイルは臨床上で最も目を向けるべき病態である．日本における身体的フレイルの概念はFriedらのそれに近く，フレイルは身体機能障害や疾患の蓄積した状態とは全く異なる．フレイルはむしろ健常と要介護状態の中間段階であり，身体機能障害や死亡といった負の健康アウトカムの予測因子として捉えている．すなわち，超高齢社会における多様化する老い方の中で，暦年齢よりも生理的老化を反映する指標が身体的フレイルともいえる．

　身体的フレイルでは加齢に伴う骨格筋量や筋力・身体機能の低下（サルコペニア）や慢性的な低栄養状態が相互作用的に影響し合っている．このフレイルサイクルと呼ばれる悪循環が，さらなる心身機能状態を低下させていき，健康低下の転帰を迎えるとされている．

　身体的フレイルの評価基準はFriedらの提唱した表現型モデルが国際的にもコンセンサスを得ており，学術的な検討も多い[1]．Friedらは身体的フレイル高齢者の表現型として（1）体重減少，（2）疲労感，（3）活動量の低下，（4）筋力低下，（5）身体機能の低下の5つが代表的であり，この5つのうち，3つ以上に該当した場合にフレイル，1〜2つ該当した場合にプレフレイル（フレイル予備群）としている．

　これらのFriedらの表現型モデルに基づき評価された身体的フレイルの具体的な転帰を 図1 にまとめた．Friedらは主に米国在住の65歳以上高齢者5,317名の身体的フレイルを評価し，7年間（一部3〜4年間）経過を追ってどうなったのかを報告している[1]．結果として，初年度の年齢や性別，収入など18因子もの要因の影響を加味した上でも，身体的フレイル高齢者は7年後に移動障害，生活機能障害，入院，そして死亡リスクが高かったのである．Friedらの検討ではフレイルと転倒リスクの関連は統計学的に意味のある結果ではなかったが，その後の報告では転倒や骨折のリスク，抑うつのリスクも高いことも知られている．また，Friedらは，プレフレイル高齢

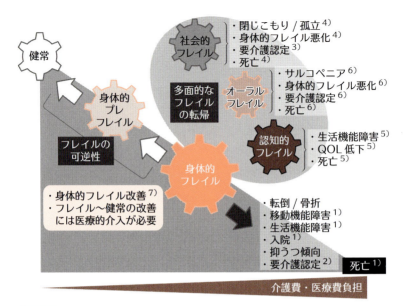

図1 多面的なフレイルの転帰と可逆性

者は健常者と比べると身体的フレイルをきたすリスクが約2.6倍であったとも報告している．日常臨床においては，フレイル高齢者の発見と介入による改善を図ることと同様に，早期段階であるプレフレイル高齢者をいかに見つけ，いかに対処してくのかという視点も重要である．

日本人での検討でも多い．MakizakoらはFriedらの表現型モデルに基づき，その基準値を日本人向けにリファインした上で，地域在住高齢者が将来的に要介護認定を受けるリスクや，抑うつ症状が現れるリスクを明らかにしている．新規要介護認定に関しては，65歳以上地域在住高齢者4,341名を対象に2年間の経過を追ってみると，同様に年齢などの影響を加味した上でも，身体的フレイル高齢者は約4.7倍転帰リスクが高く，プレフレイル高齢者でも約2.5倍のリスクであったと報告している[2]．中でも身体機能の低下，筋力低下，そして体重減少の順で，将来の要介護認定を予測し得るとしており，やはり歩行速度や握力，体重といった客観的指標を日常臨床においても，しっかりと評価することが求められる．

国内外からの報告からも，身体的フレイルは確実に死亡を含めた負の健康アウトカムへの予測因子である．したがって，身体的フレイル高齢者の健康余命は短く，結果として介護費・医療費の増大をきたすことは火を見るよりも明らかである．

多面的なフレイルも見過ごせない

　臨床的には身体的フレイルの優先度が高い一方で，多面的なフレイルも決して忘れてはならない．近年の報告では独居や経済的困窮といった社会的フレイルや認知的フレイル，そしてオーラルフレイルも地域高齢者の負の健康アウトカムへの転帰を予測する要因であることが明らかになってきている．

1. 社会的フレイルの転帰

　社会的フレイルに関する国際的な定義・評価軸はいまだ存在せず，今後の大きな課題であるが，国内外の研究者が独自の定義・指標により社会的フレイルを定義した上で，将来的な転帰を予測し得るのかを検討している．Makizakoらは日本の65歳以上地域高齢者4,304名を2年間追った結果，社会的フレイルが年齢や身体的フレイルの影響を加味した上でも，要介護認定リスクが約1.7倍高いことを報告している[3]．そこでは，独居や外出頻度の低下など，将来の要介護認定を予測し得る社会性の欠如の重複を社会的フレイルと定義している．また，筆者らの研究チームからの結果においても，千葉県柏市在住地域高齢者2,044名を対象にMakizakoらと同様の指標を用いて社会的フレイルを評価し，2年間の経過を追ってみると，社会的フレイルの状態は，将来的な「閉じこもり」や「社会的孤立」に繋がるだけでなく，確実に身体的フレイルやサルコペニアにも繋がることが解析から判明した．さらに，合計で約4年間追跡した結果，身体的フレイルに社会的フレイルが重なった場合に，要支援・要介護認定のリスクが約3.3倍高め，さらに死亡リスクも3.4倍高めることを，筆者らの研究結果は示している[4]．

2. 認知的フレイルの転帰

　認知的フレイルも正式な定義や評価軸が定まっていないが，2013年度に国際連合グループ（I.A.N.A/I.A.G.G）の提案した定義によると，認知症ではないが身体的フレイルに軽度認知機能障害が重複した病態としている．近年，臨床応用には程遠いとの声明も出されてはいるものの，実際に認知的フレイルが様々な転帰を予測することも報告されている．Feng らはシンガポール在住55歳以上高齢者2,375名を追った結果，身体的フレイルおよびプレフレイルに軽度認知機能障害が重複している高齢者は生活機能障害，QOLの低下，そして死亡リスクを高めたと報告している[5]．

3. オーラルフレイルの転帰

　オーラルフレイルも忘れてはならない．筆者らの研究結果より，歯科・口腔機能の些細な衰え将来の身体的な衰えを予測し得る歯科・口腔機能の些細な衰えの重複をオーラルフレイルと定義した場合に，サルコペニアや身体的フレイルの発症リスク，要介護新規認定リスクそして死亡リスクが約2倍以上高かったことを示している[6]．

　以上から，社会的フレイルや認知的フレイル，オーラルフレイルは定義や評価軸に課題が残るものの，要介護認定などの転帰リスクが高いことがわかってきた．また，そこには身体的フレイルとの重複によるリスク向上が予見されている．臨床現場においても，身体的フレイル（プレフレイル含む）高齢者に対しては特に多面的フレイルへの配慮が必要であろう．

フレイルの可逆性への期待

　フレイルは可逆性をもつ概念であるとされる．すなわち，フレイル高齢者であってもプレフレイルに，そして健常（ロバスト）の状態にまで戻る可能性が包含されている．身体的フレイルに対しては運動療法や栄養療法による介入が改善に効果的であるとされているが，では特別な介入によらず，自然

な老いの中で身体的フレイルは可逆的な改善をみせるのであろうか. 近年の Lauren らによる報告では, 米国地域在住高齢男性 5,086 名を対象に平均 4.6 年の時間の経過と共に, 身体的フレイルの状態が如何に変化したかを検証している[7]. 結果として, 56% が変化せず, 35% が身体的フレイルの状態が悪化もしくは死亡している. 残りの 15% は身体的フレイルの状態が改善していたという. また同じ視点で検証をしている先行研究でも 9% から 14% は改善をみせたと報告している. しかしながら Lauren らは身体的フレイルから健常の状態にまで 2 段階改善をみせることはきわめて稀であったと警告をしている. 筆者らの研究チームからの結果においても, 同様の傾向がみて取れている. 千葉県柏市在住地域高齢者 1,095 名を対象に身体的フレイルを評価し, 2 年間の経過を追ってみると, 59% が変化せず, 20% が身体的フレイルの状態が悪化し, 22% が改善している. しかしながら身体的フレイルから健常まで改善した高齢者はわずか 1 名であった. したがって, プレフレイル高齢者が健常に, またはフレイル高齢者がプレフレイル高齢者まで改善するパスやアプローチが基本であり, このパスには日常生活におけるフレイル予防に対する意識変容や行動変容による保健行動の促進が寄与している可能性が高い. しかしながら, やはり身体的フレイル高齢者に対しては医療的介入による治療が必要であろう.

さいごに

本稿では, フレイル高齢者の多様な転帰を, 可逆性を含めて概説した. フレイル対策の最大のポイントは, いかに改善の可能性が高いプレフレイルの段階で発見し, フレイルに対する意識変容・行動変容を促すことで自然な改善に誘導していくかではないだろうか. そこには, 医療従事者による医療的介入といったセーフティネットに全てを委ねるわけにはいかず, 当事者である高齢者自身と産官学の連携による人的・物的社会関係資本の拡充など, フレイル予防に向けた地域社会のリ・デザインも大きな課題である.

文献

1) Fried LP, Tangen CM, Walston J, et al. Frailty in older adults: evidence for a phenotype. J Gerontol A Biol Sci Med Sci. 2001; 56: M146-56.
2) Makizako H, Shimada H, Doi T, et al. Impact of physical frailty on disability in community-dwelling older adults: a prospective cohort study. BMJ Open. 2015; 5: e008462.
3) Makizako H, Shimada H, Tsutsumimoto K, et al. Social frailty in community-dwelling older adults as a risk factor for disability. J Am Med Dir Assoc. 2015; 16: 1003 e1007-11.
4) Tanaka T, Takahashi K, Akishita K, et al. フレイル予防のための社会参加: 社会的フレイルのインパクト. Geriat Med. 2017; 55: 159-63.
5) Feng L, Zin Nyunt MS, Gao Q, et al. Cognitive frailty and adverse health outcomes: findings from the Singapore longitudinal ageing studies (SLAS). J Am Med Dir Assoc. 2017; 18: 252-8.
6) Tanaka T, Takahashi K, Hirano H, et al. Oral Frailty as a risk factor for physical frailty and mortality in community-dwelling elderly. J Gerontol A Biol Sci Med Sci. 2017.
7) Pollack LR, Litwack-Harrison S, Cawthon PM, et al. Patterns and predictors of frailty transitions in older men: The Osteoporotic Fractures in Men Study. J Am Geriatr Soc. 2017; 65: 2473-9.

〈田中友規〉

5 認知的フレイルとは？

POINT OF STUDY

❶ 国際コンセンサスグループ（2013）によって認知的フレイルは，認知症のない高齢者で，身体的フレイルと CDR で 0.5 に相当する認知機能障害が共存する状態と提唱された．

❷ 認知的フレイルの認知機能障害は身体的フレイルに起因したものであり，神経変性疾患による認知機能障害は含まないとされた．

❸ 認知的フレイルの地域における有症率は 1.0 〜 12.1 ％であり，ADL 障害，QOL の低下，死亡のリスクおよび認知症への進展リスクが高い．

❹ 2015 年に主観的認知機能障害や認知症の前臨床期（無症候であるが A β やタウなどのバイオマーカーが陽性）を基準に含む新たな操作的基準が提唱された．

❺ 高齢者の要介護状態，認知症予防のために認知的フレイルの解明が進められている．

はじめに

フレイルは高齢期に生理的予備能が低下することによって，様々なストレスに対する脆弱性が亢進している状態であり，要介護状態や死亡に陥りやすいとされている．フレイルには身体的な問題だけでなく，精神心理的問題，社会的な問題も含まれる．いまだフレイルの判定方法に世界共通の基準となるものはないが，Fried らが提唱した Cardiovascular Health Study（CHS）の基準が最も世界的に用いられている．認知的フレイルについては，2013 年に International Academy on Nutrition and Aging（IANA）と International Association of Gerontology and Geriatrics（IAGG）の国際

コンセンサスグループによって認知的フレイルの概念と操作的基準がはじめて提唱され，その有症率や意義に関する疫学的研究が世界各国で進められている．

IANA/IAGG による認知的フレイルの操作的基準

フレイルと認知機能障害は共に高齢者に多い病態であり，横断研究および縦断研究において，身体的フレイルと認知機能障害，認知症との関連性が多く報告されている．こうした両者の関係性についての研究データが蓄積される中で，さらにフレイルと認知機能障害の関連性について議論を発展させるために，国際コンセンサスグループは，認知的フレイルの概念と操作的基準を提唱した[1]．その基準は，以下の通りである．

- 身体的フレイルと Clinical Dementia Rating score（CDR）= 0.5 に相当する認知機能障害が共存すること
- アルツハイマー病（Alzheimer disease：AD）やその他の認知症ではないこと

認知的フレイルの概念において特徴的なことは，認知的フレイルは介入による「可逆性」を有することである 図1 ．それゆえ，要介護状態・認知症予防の観点から有意義な介入のターゲットになることが期待されている．さらに特筆すべきは，認知的フレイルの認知機能障害は，フレイルに起因したものであり，AD などの神経変性疾患に起因する認知機能障害は含まないことである．つまり，認知的フレイルは，「身体機能の低下により認知機能が低下する」という新たな考え方を示していることになるが，身体的フレイルと認知機能低下の時間的な因果関係のエビデンスはいまだ十分ではなく[1]，実際の臨床および研究の場では，神経変性疾患か身体的フレイルのどちらに起因した認知機能障害であるのかを鑑別することは困難である．加えて，高齢であるほど神経変性疾患は血管障害などの他の脳疾患と混在することが多く，提唱された操作的基準を臨床現場や研究の場では，厳密に当ては

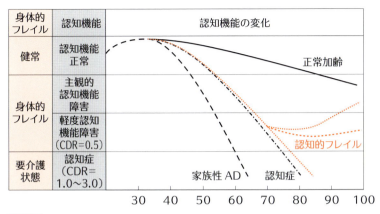

図1 認知的フレイルの認知機能の変化（Kalaiditi E, et al. J Nurr Health Aging. 2013; 17: 726-34[1]より一部改変引用）
認知的フレイルは，身体的フレイルとCDRで0.5に相当する認知機能障害が併存する状態である．認知的フレイルは可逆性があるが，認知症の前段階である可能性がある．
CDR: clinical dementia rating, AD: Alzheimer's disease.

めることが困難であるといった問題点が存在する．

認知的フレイルの有症率と意義

　認知的フレイルに関する疫学データは十分ではないが，地域在住高齢者を対象とした研究がいくつか実施されている．研究対象者の年齢や，身体的フレイルおよび認知機能障害の判定方法により差はあるが，認知的フレイルの有症率は1.0〜12.1%で，ほとんどの研究が5%未満の有症率を報告している 表1 [2]．わが国においては，8,864名（平均年齢73歳）を対象とした研究において，CHS基準に基づく身体的フレイルと認知機能障害を合併した者の有症率は2.7%であったことが報告されており，地域において要介護および認知症予防の介入ターゲットとするには有症率が低く限定的である[2]．一方で，より高齢あるいは心疾患などの特定の疾患を有する者などを対象とした臨床現場における研究では，有症率は10.7〜39.7%と地域と比較して

表1 認知的フレイルの有症率

参考文献	セッティング	対象数 (n)	年齢 (歳)	身体的フレイル の定義	認知機能障害 の定義	有症率 (%)
Shimada, et al, 2016	地域	8864	73.4 ± 5.4	CHS 基準	NCGG-FAT	1.2
Delrieu, et al, 2016	臨床	1617	75.4 ± 4.5	CHS 基準	CDR = 0.5	22.0
Montero-Odasso et al., 2016	臨床	252	76.7 ± 5.8	CHS 基準	MoCA < 26, CDR = 0.5	10.7
Jha, et al, 2016	臨床	156	53.0 ± 1.3	CHS 基準	MoCA < 26	39.7
Roppolo, et al, 2017	地域	594	73.6 ± 5.8	CHS 基準	MMSE < 26	4.4
Merchant, et al, 2017	地域	1051	71.2	FRAIL scale	MMSE < 26	1.8
Feng, et al, 2017	地域	1575	66.0 ± 7.6	CHS 基準	MMSE < 24	1.0
Feng, et al, 2017	地域	2375	65.8 ± 7.5	CHS 基準	MMSE < 26	1.8
St John, et al, 2017	地域	1751	77.5 ± 7.1	Frailty Index	MMSE < 26	12.1
Solfrizzi, et al, 2017	地域	2150	73.3 ± 5.6	CHS 基準	SCD, GDS-30	2.5
Solfrizzi, et al, 2017	地域	2373	65–84	CHS 基準	MCI (臨床診断)	1.0
Fougere, et al, 2017	臨床	1620	82.0 ± 6.3	CHS 基準	CDR = 0.5	26.7

(Canevelli M, et al. J Am Med Dir Assoc. 2017, 18. 816-8[2] より改変)
CHS: Cardiovascular Health Study, FRAIL scale: fatigue, resistance, ambulation, illnesses, loss of weight, NCGG-FAT: National Center for Geriatrics and Gerontology-Functional Assessment Tool, SCD: subjective cognitive decline, GDS: geriatric depression scale, CDR: clinical dementia rating, MCI: mild cognitive impairment, MoCA: Montreal Cognitive Assessment.

増加することが報告されている.

　認知的フレイルの意義についても地域在住高齢者を中心として研究が進められており，横断研究および縦断研究によって認知的フレイルは身体的フレイルを単独で有する者と比較してADL障害やquality of life（QOL）の低下，死亡のリスクが上昇することが報告されている．一方で，認知的フレイルと認知症発症との関連性を検討した報告はほとんどない．Feng らの 1,575 名の地域在住高齢者を対象とした 3 年間の追跡研究においては，ベースライン時に身体的フレイルおよび認知機能障害のない健常者と比較すると，認知的フレイルの認知機能障害および認知症発症のオッズ比は 6.37（95% CI 1.74-23.28）であったことを報告している[3]．しかし，252 名の高齢者を対象とした Gait and brain study においては，平均 18 カ月間の観察研究で，認知的

フレイルは認知機能障害および認知症のリスク因子ではなかったことを報告している[4]．この研究においては，身体的フレイルを構成する項目と認知機能障害の組み合わせによる認知症発症のリスクについても検討しており，歩行速度の低下と認知機能障害を組み合わせると認知症発症の予測因子となったことを報告している．

以上より，認知的フレイルは，身体的フレイルを単独で有する高齢者と比較して，ADL障害，QOLの低下，死亡などのアウトカムのリスクが高く，加えて，エビデンスは十分とはいえないが認知症への進展リスクが高い集団であると考えられる．

新たな認知的フレイルの操作的基準

国際コンセンサスグループが提唱した認知的フレイルに対する意義の検証が進められる中で，Ruanらは国際コンセンサスグループの基準に身体的プレフレイル，主観的認知障害や認知症の前臨床期（無症候であるがAβやタウなどのバイオマーカーが陽性）を加える新たな基準を提唱している

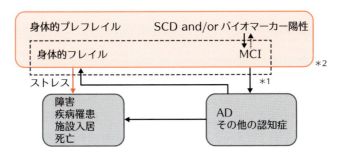

図2 Ruanらによって提唱された認知的フレイルの操作的基準
(Ruan Q, et al. Ageing Res Rev. 2015; 20: 1-10[5] より一部改変)
*1: IANA/IAGGによって提唱された認知的フレイル[1]
*2: Ruanらによって提唱された認知的フレイル[5]
MCI: mild cognitive impairment, SCD: subjective cognitive decline, IANA/IAGG: International Academy on Nutrition and Aging/International Association of Gerontology and Geriatrics (IAGG).

図2 [5]．また，その中で認知的フレイルのサブタイプとして "Reversible" 認知的フレイルと "Potentially reversible" 認知的フレイルの2つを提唱している．それぞれの基準は以下の通りである．

"Reversible" 認知的フレイル
- 身体的フレイル，身体的プレフレイルと主観的認知機能障害またはバイオマーカー陽性が共存していること
- 急性障害，神経変性疾患，精神障害の診断がないこと

"Potentially reversible" 認知的フレイル
- 身体的フレイル，身体的プレフレイルと軽度認知障害（CDR ＝ 0.5）が共存していること
- アルツハイマー病やその他の認知症ではないこと

身体的側面としては，健常な状態からプレフレイルを経てフレイル，さらに要介護に至る過程において，プレフレイルの段階では早期から筋力低下が生じ，その後，歩行速度の低下，活動量の低下，疲労，体重減少が生じることでフレイルに移行するとされている．つまり，身体的プレフレイルの時点から，通常加齢とは異なる経過であり，早期の介入ターゲットとなると考えられるため，Ruan らは認知的フレイルの判定に身体的プレフレイルを含むべきであるとしている．

認知機能障害については，"Potentially reversible" 認知的フレイルでは国際コンセンサスグループの基準と同様に CDR ＝ 0.5 相当としている一方で，"Reversible" 認知的フレイルでは，主観的認知機能障害や認知症の前臨床期を加えることとしている．これは，主観的認知機能障害は，AD などの神経変性疾患の前臨床期だけではなく，通常加齢，脳血管障害，頭部外傷，薬物依存など様々な要因によっても生じうる非特異的状況であり，多くの可逆的な状態を含んでおり，認知機能障害が顕在化する以前の段階での早期介入という観点から判定基準として加えられているといえる．しかし，可逆性を有する認知機能障害のすべてが主観的認知機能障害を経験するわけではないため，そのような対象者は Aβ やタウなどのバイオマーカーでのみ捉えることが可能となるだろうとされている．とはいえ，バイオマーカーによる判定は，AD などの神経変性疾患の病態をも含むこととなり，国際コン

センサスグループが提唱した概念と相反する点もある．新たな基準による認知的フレイルの有症率や意義についての疫学データはほとんどなく，さらなる研究の蓄積が必要である．

おわりに

認知的フレイルの概念は新しく，明確な定義やフレイルおよび認知機能障害の判定基準，疫学データ，背景病理，介入法など，明らかにすべき課題が多く残されている．現段階では，認知的フレイルは「身体機能が低下した高齢者でみられる可逆性の認知機能障害で，放置すると要介護状態または認知症への進展リスクが高い状態」と考えられ，要介護および認知症予防の観点から認知的フレイルの解明が期待される．

文献

1) Kelaiditi E, Cesari M, Canevelli M, et al. Cognitive frailty: rational and definition from an （I.A.N.A./I.A.G.G.）international consensus group. J Nutr Health Aging. 2013; 17: 726-34.

2) Canevelli M, Cesari M. Cognitive frailty: far from clinical and research adoption. J Am Med Dir Assoc. 2017; 18: 816-8.

3) Feng L, Nyunt MS, Gao Q, et al. Physical frailty, cognitive impairment, and the risk of neurocognitive disorder in the Singapore longitudinal ageing studies. J Gerontol A Biol Sci Med Sci. 2017; 72: 369-75.

4) Montero-Odasso MM, Barnes B, Speechley M, et al. Disentangling cognitive-frailty: Results from the gait and brain study. J Gerontol A Biol Sci Med Sci. 2016; 71: 1476-82.

5) Ruan Q, Yu Z, Chen M, et al. Cognitive frailty, a novel target for the prevention of elderly dependency. Ageing Res Rev. 2015; 20: 1-10.

〈杉本大貴　櫻井 孝〉

6 社会的フレイルとは？

POINT OF STUDY

❶ 社会的フレイルは現時点で統一された定義はない．
❷ 社会的フレイルの指標はいくつかあり，その中にはソーシャルネットワークが共通に用いられる．
❸ 社会的フレイルは時間と共に閉じこもりや社会的孤立に繋がり，さらには健康障害である要介護状態や死亡に繋がることが明らかとなっている．
❹ 社会的フレイルは個人の生活習慣や生活様式の現れであるため，支援には「おせっかい」的な関わりが必要である．個人の価値観やテンポを尊重しなければ，行動変容には繋がらない．待つ姿勢も必要である．

社会的フレイルの意義

　2014 年に日本老年医学会からフレイルに関し，「身体的問題のみならず，認知機能障害やうつなどの精神心理的問題，独居や経済的困窮などの社会的問題を含む概念である」と公表された．フレイルとは，元気な高齢者と要介護の高齢者との中間に位置する状態の総称である．とりわけ，フレイルに関して社会的問題にも言及したことはきわめて有意義である．なぜなら，社会的に良好な状態にも言及している WHO の健康の定義にも整合しているためである．
　ヒトは社会的動物である．加齢に伴う衰えは，生物学的な要素のみならず，精神心理および社会的要素と相互に影響しあってもたらされる．わが国の地域在住高齢者を対象とした研究では，独居，外出頻度の低下，友人との交流機会の減少，自己有用感の減少，毎日の会話の減少などの社会的要素

が将来の新規要介護認定の発生と関連していることが明らかになった[1]．人は加齢につれて，身体的に虚弱化し，社会的ネットワークは縮小傾向になり，閉じこもりや社会的孤立が進む．その結果，さらに身体や精神に問題を抱える人が多くなるのである．ちょっとした社会的フレイルに気がつくことが重要である．

例えば，ある人は外出先で，まさかの尿失禁を経験した．失禁は身体的問題だけではなく，自尊心の低下に繋がる．そのため，外出に対する自信を失い，外出頻度が低くなり，友人との付き合いも制限され，閉じこもり生活と転じた．ある人は，加齢と共に聴力が衰え，外出先での店員とのやりとりや友人とのコミュニケーションに支障が生じ始めると，外出が億劫になり，社会的孤立と共にうつ状態に陥った．

閉じこもり，社会的孤立，孤食は社会的フレイルの一つの現象である（図1 参照）[2]．ここでは，社会的フレイルが閉じこもりや社会的孤立などの社会性の喪失に至り，死亡などの健康障害へのリスクとなることをいくつかの研究の知見から示し，その予防の重要性について述べる．

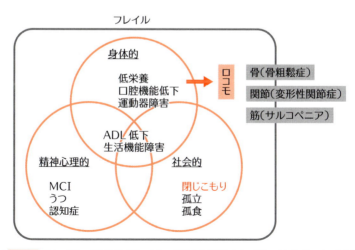

図1 フレイル（身体的フレイル，精神心理的フレイル，社会的フレイル）
（鈴木隆雄．介護予防とフレイルアンチ・エイジング医学．2016; 12: 5 より）

社会的フレイルの定義とその指標

現時点で統一された定義はない.

社会的フレイルの定義について注意するべきことは, 身体的フレイルの定義との整合性をとると, 1) Inverse health outcome の予知因子, 2) 介入により改変可能, 3) 加齢に伴う変化あり, 4) 孤独感といった主観的な項目を避ける, の4要件を満たす必要があると指摘した[3]. それに基づき, 社会活動への参加や社会的交流に対する脆弱性が増加している状態と定義している[3]. 加齢に伴う生活環境や社会活動の変化から, 社会的孤立や閉じこもりなどに対する脆弱性が増加している状態[4]と定義するものもある.

フレイルの社会的側面を評価した指標として, Groningen Frailty Indicator (GFI)[5], Tilburg Frailty Indicator (TFI)[6], Social Vulnerability Index (SVI)[7] が知られている. GFIは身体的, 認知・心理的項目の他, 3問の社会的項目があり, 空虚感, 寂しさ・人恋しさ, 取り残され感で構成されている.

一方, わが国では, 基本チェックリスト[8]や介護予防チェックリスト[9]がフレイル指標として有用である. 前者は25項目で構成され, 5項目の社会的項目：外出, 買い物, 金銭管理, 友人を訪問, 他者からの相談が含まれている. 後者は15項目のうち, 社会的項目として, 閉じこもり傾向, 外出頻度, 趣味や楽しみ, 近隣との交流, 近隣以外との交流, 転倒不安による外出制限の6項目から構成されている. さらには, 独居, 外出頻度の低下, 友人を訪問しない, 家族や友人の役に立っているという自己有用感がない, 毎日の会話をしていないという5項目のうち, 2項目以上の該当を社会的フレイルとした研究もある[1].

概して多くの指標では, 孤立状況や孤独感などのソーシャルネットワークを尋ねている. 今後の課題として, コミュニケーション能力, 経済的状況, 住居の所有, 教育レベルといった社会的機能までを包括的に評価したSVIのように, 近年の高齢者の貧困や住居問題の深刻化を踏まえた評価が重要であろう[3].

さらには，閉じこもりや社会的孤立について，社会的フレイルの一つの現れか，それとも社会的フレイルによってもたらされる結果の一つなのか，定義やチェックリストにおいて研究者によって見解が異なるように思われる．このような現状を鑑み，社会的フレイルの定義に関する議論が進むことが望まれる．

社会的フレイルがもたらすもの

　身体的フレイルと比較すると，わが国では社会的フレイルに関する研究は少ない．その中で，社会的フレイルが閉じこもりや社会的孤立などの状態に繋がり，死亡などの健康障害へのリスクとなるのかについて検証し，介入プログラムを展開している「柏スタディ」という先駆的な研究[4]がある．千葉県柏市在住の2,044名の在宅高齢者を対象に，Makizakoら[1]5つのフレイルの基準に当てはめて調査を行った結果，社会的フレイルに該当した人は30％であった．女性の方が加齢に伴い，より社会的フレイルが急増することが明らかになった．さらには，図2 に示すように，社会的フレイルの状態は，将来的な閉じこもりや社会的孤立を促すだけではなく，確実に身体的フレイルやサルコペニアに繋がることがわかった．身体的フレイルに社会的フレイルが重なった場合に，要支援・要介護へのリスクを高め，死亡にも繋がることが明らかになった．別の研究では，社会的フレイルの構成要素である閉じこもりで社会的孤立が重積した場合には，男女とも4年後の総死亡リスクが非常に高くなることが明らかとなった 図3 [10]．

　Andrewら[7]は先述のSVIという社会的脆弱性に関する指標で算出したデータより，カナダにおいても社会的脆弱性が加齢と共に高まること，社会的脆弱性が高いものほどその後の死亡率が高いことを示した．

　以上から，定義は研究者それぞれであるが，社会的フレイルが高齢者にもたらす健康への負の影響が立証され，現在はその予防・対策が喫緊の課題となっている．ところが，身体的フレイルと比較すると，社会的フレイルがどういう状態か高齢者自身も気づきにくい．例えば，昨年に比べて外出頻度が

アウトカム	定義	初年度調査時の頻度	新規発症率	ハザード比[†]（95% 信頼区間）p
社会性への侵害				
社会的孤立	ルーベンソーシャルネットワークスコア：12 点以下 /30	22%	36%	1.89(1.46 − 2.45)<0.001
家族からの孤立	ルーベンソーシャルネットワーク家族スコア：6 点以下 /15	21%	37%	1.30(1.00 − 1.70) 0.047
友人からの孤立	ルーベンソーシャルネットワーク友人スコア：6 点以下 /15	23%	34%	1.71(1.28 − 2.29)<0.001
閉じこもり	外出頻度が週に 1 回未満	15%	21%	1.86(1.37 − 2.54)<0.001
抑うつ傾向	GDS-15 得点：6 点以上 /15	16%	19%	1.39(0.97 − 1.99) 0.070
身体的フレイル	CHS インデックス：3 点以上 /8	9.2%	7.9%	2.10(1.17 − 3.38) 0.010
サルコペニア	AWGS のクライテリア	6.1%	5.7%	1.51(1.10 − 2.69) 0.014
要支援・要介護	要支援・要介護認定	3.8%	6.8%	1.71(1.11 − 2.63) 0.016
死亡	すべての要因	0.0%	3.5%	1.14(0.73 − 2.06) 0.476
心身健康へのへの侵害				

図2 社会的フレイルは社会的孤立や閉じこもりのリスクであり，心身健康をも侵害する
（田中友規，飯島勝矢: 論文投稿中）

[†]: ハザード比は以下の項目で調整された値: 年齢，性別，BMI，認知機能（MMSE），基礎疾患，IADL タスクの有無，教育歴，低収入.

[†]: 対象者数 n = 2,037，最大追跡時間 45 カ月. アウトカムにより欠損値，追跡調査未完了者を除いて解析.

GDS-15: geriatric depression scale-15, CHS: Cardiovascular Health Study, AWGS: Asian working group for sarcopenia.

減ったという事実も，社会的フレイルのリスクという認識よりも，歳だからという理由で納得してしまう高齢者も多いだろう.

　そのため，誰でもわかる社会的フレイルの知識を広めることが必須だろう. その上で，フレイルと介護予防の視点を取り入れたプログラムを実施し，身体機能を高める運動を主体とした介入に効果があるとした亀岡スタディ[11] の取り組みは非常に参考になるだろう. だが，このプログラムは閉じこもり・社会的孤立予防のためのプログラムである.

　閉じこもり生活の高齢者への直接の支援には不向きだろう. 彼らは，屋外のプログラムへの誘いには簡単に応じない. 筆者の知る限り，高齢者本人にとって楽しい誘いではないからである. 閉じこもり高齢者には閉じこもる理由があり，外に出ても楽しくないので外出しないのである. だからこそ，在

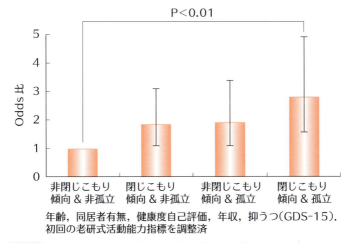

図3 閉じこもり傾向と孤立の類型別4年後の総死亡リスク
(藤原佳典. 地域高齢者における社会的フレイルの概念と特徴～社会的側面からみたフレイル～. 日本転倒予防学会誌. 2017; 3: 11-6.)

宅支援に関わる専門職は閉じこもる理由やしたいことは当人しか答えはわからないということを念頭において支援に着手する必要がある．閉じこもりの支援の目的は，高齢者の閉じこもりの生活様式からの脱却であるが，専門職の関わりは生活に口出しをする「おせっかい」と受け取られる可能性も高い．だからこそ，既存のグループ活動の勧誘など，専門職側の価値観の押しつけを一旦捨てて，まずはご本人の価値観とのすり合わせこそが閉じこもり解消の第一歩となるはずである．以上のことは閉じこもり高齢者だけではなく，社会的フレイルにある高齢者へのアプローチをする時にも共通して配慮する内容と思われる．

　その一方で，必要最小限の通院や買い物はしている閉じこもり高齢者は多い．医療機関に繋がっている人には，医療現場の専門職が社会的フレイルの予防や解消の観点から外出頻度や付き合いの程度などを確認し，社会的フレイルのもたらすリスクを説明し，生活改善に向けてのアドバイスをするだけで，本人の気づきに繋がる場合もあるだろう．

　以上から，社会的フレイルに対する支援ではその人の生活を丸ごと支えるという視点をもちながら，個々人の健康度，生活機能や価値観を十分に考慮

した社会参加に繋がる重層的な仕かけが待たれる．ただし，支援には待つことが大事である．人の生活様式の変容や行動変容には時間がかかるのである．

これを機に，社会的フレイルに関する知識の普及により，これまで地域で把握することすら難しかった閉じこもりや社会的孤立の高齢者への支援の広がりにも繋がると確信している．

文献

1) Makizako H, Shimada H, Tsutsumimoto K, et al. Social frailty in community-dwelling older adults as a risk factor for disability. J Am Med Dir Assoc. 2015; 16: 1003. e7-1003. e11.
2) 鈴木隆雄. 特集フレイルとアンチエイジング　介護予防とフレイル—科学的根拠に基づく健康維持と予防対策—. アンチエイジング医学—. 日本抗加齢医学会雑誌. 2016; 12: 27-32.
3) 藤原佳典. サルコペニアとフレイル—最新知見から考えるその高齢社会における意義　1. 社会的フレイルの定義と介入策のあり方.
4) 田中友規, 高橋　竸, 秋下雅弘, 他. 特集地域包括ケア時代における高齢者の社会参加・社会貢献　2. フレイル予防のための社会参加: 社会的フレイルのインパクト. Geriat Med. 2017; 55: 159-63.
5) Steverink N, Slaets J, Schuurmans H, et al. Measuring frailty: developing and testing of the Groningen Frailty Indicator (GFI). Gerontologist. 2001; 41: 236-7.
6) Gobbens RJ, Assen MA, Luijkx KG, et al. The tilburg frailty indicator: psychometric properties. J Am Med Dir Assoc. 2010; 11 : 344-55.
7) Andrew MK, Mitnitski AB, Rockwood K, et al. Social vulnerability, frailty and mortality in elderly people. PLoS One. 2008; 3: e2232.
8) 遠又靖丈, 寳澤　篤, 大森（松田）　芳, 他. 1年間の要介護認定発生に対する基本チェックリストの予測妥当性の検証: 大崎コホート2006研究. 日公衛誌. 2011; 58: 3-13.
9) 新開省二, 渡辺直紀, 吉田裕人, 他. 『介護予防チェックリスト』の虚弱指標としての妥当性の検証. 日公衛誌. 2013; 60: 262-74.
10) 藤原佳典. 地域高齢者における社会的フレイルの概念と特徴～社会的側面からみたフレイル～. 日本転倒予防学会誌. 2017; 3: 11-6.
11) 木村みさか, 山田陽介, 山縣恵美. 特集超高齢社会におけるフレイルの意義を考える　3. 社会的フレイルへの介入—亀岡スタディからの報告. Modern Physician. 2015; 35: 895-900.

〈藺牟田洋美〉

7 オーラルフレイルとは？

POINT OF STUDY

❶ オーラルフレイルとは口腔機能の軽微な衰えである．
❷ オーラルフレイルによる咀嚼可能食品の減少や審美的な変化などが，身体的，社会的フレイルに影響を及ぼす．
❸ 簡単な問診や触診でオーラルフレイルの徴候を見つけ，かかりつけ歯科との医科歯科連携に繋げる．

オーラルフレイルとは

　オーラルフレイルとは『加齢に伴う様々な口腔環境（歯数など）および口腔機能の変化，さらに社会的，精神的，身体的な予備能力低下も重なり，口腔機能障害に対する脆弱性が増加した状態』とされる[1]．

　Fried らによる虚弱サイクル（Frailty cycle）において，フレイルの起点に示される食欲低下および摂取量低下と栄養バランスの悪化，つまり「食」には咀嚼機能の低下に代表される口腔機能の低下の関与がある．咀嚼機能低下が閉じこもりのリスク因子であることは，口腔機能低下が審美性や構音，喪失感など精神心理面および社会参加に影響することをも示唆している．

　口腔機能や栄養状態，食習慣を含む食環境の悪化から始まる身体機能の低下とサルコペニア，生活機能障害，そして最終的に要介護状態に至る関係構造は，4つの段階に分けて可視化されオーラルフレイル概念図として示されている 図1 [2]．

　いまやフレイルやオーラルフレイル対策は国民運動たる様相であるが，特に"自覚しにくい"オーラルフレイルにとっては，「様々な医療の現場で，

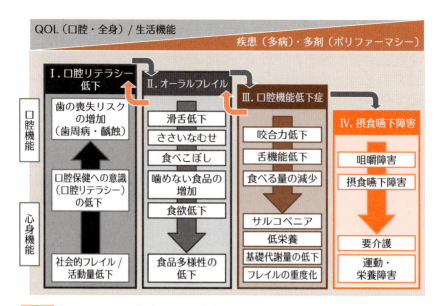

図1 オーラルフレイル概念図 2017年版

鈴木隆雄，飯島勝也，平野浩彦，小原由紀，菊谷武，渡邊裕ら．平成25年老人保健健康増進等事業「食(栄養)および口腔機能に着目した加齢症候群の概念の確立と介護予防(虚弱化予防)から要介護状態に至る口腔ケアの包括的大差右の構築に関する研究」報告書，2013年より引用(平野浩彦・飯島勝矢らによる改変 2017年版)

口腔領域の軽微な機能低下を見逃さないようにする」ことが重要である．本稿では口腔機能の軽微な低下のみかたに焦点を絞り解説したい．

オーラルフレイルの構成要素

1. 歯と咬合などの硬組織と咀嚼機能

　口腔機能低下の要因の第一は器質的な硬組織の形態変化による咀嚼機能変化であろう．臼歯を中心とした歯の喪失による咀嚼機能の低下は，タンパク質の摂取量の減少，体重減少や低栄養リスクを引き起こす．口腔内の炎症，また粘膜疾患など口腔内の何らかのトラブル，味蕾機能低下による味覚低下でも食欲低下を起こす原因になる．

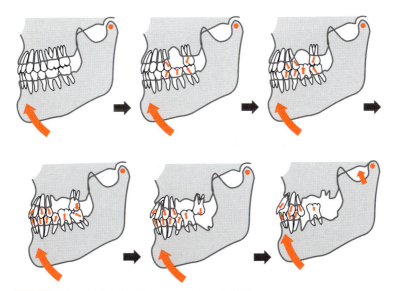

図2 臼歯の欠損を放置することによる咬合崩壊

　咀嚼機能の中心は咀嚼筋の筋力と臼歯である．臼歯が喪失し咬合接触が減少したまま過ごしてしまうと，咬合バランスの崩れから残存歯の傾斜・移動が生じ，さらなる咬合接触面積の減少および衛生管理のしにくい口腔内への変貌が起こる 図2 ．歯周病の進行と咀嚼しない生活は，咀嚼筋の筋力低下を生じさせる．臼歯部咬合喪失や咀嚼機能低下は握力や開眼片足立ち時間や Timed Up & Go Test[3]，睡眠の質の低下との関連が指摘されている．

　一方，咀嚼機能は補綴治療（形態回復）により，ある程度補うことが可能なものである．歯を喪失しても義歯やインプラントなどの補綴治療を行うことで咬合接触面積が確保され，最大咬合力および咀嚼機能をある程度回復させることが可能である．残存歯または義歯により両側の臼歯部咬合が確保されることは身体のバランス機能の維持に有意に影響する[4]．

2．咀嚼筋・舌などの軟組織と咀嚼機能および嚥下機能

　一方で，特に後期高齢者の口腔機能低下の要因で多くみられるのが，軟組織の機能低下である．残存歯が多く，欠損補綴され咬合には問題がなくて

も，舌の巧緻性および咀嚼能率の減少した（口腔の軟組織の機能が低下している）者は，身体的フレイルや認知機能低下，抑うつ傾向との関与が確認されている．咀嚼能率には咬合接触面積のみならず，咀嚼筋力や舌の巧緻性の関与が大きい．咀嚼筋は複数の筋（咬筋，側頭筋，外側翼突筋，内側翼突筋）の総称であるが，咬合力の中心的役割は咬筋が担っている．経皮的な咬筋触診法による緊張時の咬筋活動は，咬筋厚や咬合力とも有意な関連があり，また握力やBMIとの関連も報告されている．

舌は，横紋筋が中心のいわば筋肉の塊で，食べ物の咀嚼や移送に多大な寄与をしている．加齢により舌を含む口腔粘膜は萎縮して弾性が低下し，舌内部の筋線維の体積の減少，結合組織内の脂肪組織の増加が相まって舌の可動性の低下が起こる．滑舌の低下は社会との繋がりにも影響する上，舌の巧緻性や筋量，舌圧は全身的な筋量低下と共に低下し，姿勢バランスにも影響する[5]．結果的に舌運動の協調性の低下，最大舌圧と舌圧持続時間の減少，咽頭圧の低下に伴う嚥下障害が出現する．

また唾液腺や味蕾の機能低下も重要な要素である．加齢のみならず薬剤副作用などによって引き起こされる口腔乾燥は，抑うつ傾向や滑舌との関連があり，また味覚障害は食欲低下を招く要因でもある．このような多様な要素の複合により，オーラルフレイルはFrailty cycle全体の加速因子の一つであるといえる[6]．

オーラルフレイルのみかた

口腔は地域に暮らすほとんどの者が毎日何気なく使う器官であるが，口腔機能のメカニズムを熟知する者は多くはなく，言葉の説明だけでは理解が進まない上，主観的な機能低下を自覚してからでは指導効果が現れないこともしばしばである．

地域在住高齢者のオーラルフレイル予防への戦略としては，全身の衰えに関わる些細な"口の衰え"を早期に適切に評価されることで高齢者自身が問題意識をもつこと，いわゆる"自分事にする"ことが第一のステップであ

る．外来診療中にできる簡単なチェックをいくつか紹介する．

1) 問診から：基本チェックリストにも示される"口の渇きが気になるか""硬いものが噛みにくくなったか""むせることがあるか"という項目，またこのほかにも"がらがらうがいやぶくぶくうがいがしにくくなったか"，"生のニンジンやさきいかを噛み切ることができるか"なども指標の一つになる．「噛み切ることができないから，その食べ物は食べなくなった」などのエピソードが聞かれるようであれば，オーラルフレイルである可能性も高い．また，最近になって舌足らずな話し方になってきた，「タ行」「ラ行」「カ行」の構音が曖昧で聞き取りにくいなどであれば，滑舌の低下が疑われる．「会話していて家族に聞き返される」などのエピソードからも窺われるであろう．

2) 視診から：内科診療で咽頭観察を行う際にも，ペンライトと舌圧子があれば口腔内の観察は可能である．舌の萎縮がないか，舌の突出は可能か，力強く舌突出できるか，舌苔が顕著でないか，などが確認ポイントになる．また臼歯の喪失の放置や口腔衛生状態の悪化，口臭なども歯科への受診勧奨ポイントである．

3) 触診から：頬に触れることが可能ならば，咬筋触診 図3 により，"奥

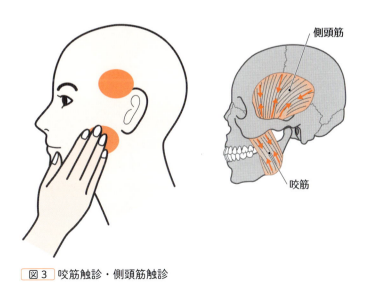

図3 咬筋触診・側頭筋触診

歯を噛みしめた"ときの咬筋の筋緊張を触診する[7]．術者の指を患者の頬に触れた状態で「奥歯をギュッと噛みしめてください」と指示し，安静時と機能時の咬筋の物理的な膨張を徒手的に確認し，力強く膨張するかどうかを確認する．咬筋のみならず，側頭筋もこめかみを触れることで徒手的に確認することができ，それは"臼歯部咬合の有無"を反映する．顔面のるい痩がみられる高齢者では，咬筋の触診で膨張が触れないことが多く，オーラルフレイルの可能性を示唆する所見である．

4）気付きの先の対応：口腔機能の些細な低下を的確に捉えるには，継続的なかかりつけ歯科受診により，過去の状態との比較および適時適切な対応が可能な環境を作ることが第一選択である．疾患由来の口腔機能低下に対しては，まずは歯科治療により口腔内を噛める状態に整える必要がある．歯科受診で可逆的な機能低下かどうかの確認を行った上で，可及的に機能維持を図る指導を行う．必要があれば脳血管障害，神経筋疾患や認知症を含む変性疾患，代謝性疾患などの検索のため医科歯科連携が薦められる．その上で食生活の改善を目指した食事指導と口腔機能トレーニングも必要である．

　自立した地域高齢者への訓練は，毎日楽しく美味しく咀嚼して，食生活を通して口腔機能を改善する方法の方が栄養状態も改善し効率的である．咀嚼を促すために咀嚼が必要となる形態の肉類やそれらの調理法を含めて紹介することで，咀嚼回数を増やし，口腔機能を改善することが望める．また，咀嚼を必要とする食物繊維の多い生野菜や根菜類，海藻類の摂取を促すことも，咀嚼機能の改善だけでなく，便秘による食欲低下を改善し，かつ高齢者に不足しがちなビタミン・ミネラルの補給に繋がる可能性がある．さらに運動習慣も改善することが咀嚼機能の改善に繋がるという報告もある[8]．

　高齢者自身が些細な"口の衰え"に気づき，食生活を通してオーラルフレイルを改善，予防し，自立した望む暮らしを続けられるよう，関係職種の協働によって支援する，という診方をおすすめしたい．

文献

1) 平野浩彦. オーラルフレイルの概念構築の経緯. 老年歯科医学. 2017；31：400-4.
2) 平成 25 年度厚生労働省老人保健健康増進等事業「食（栄養）および口腔機能に着目した加齢症候群の概念の確立と介護予防（虚弱化予防）から要介護状態に至る口腔ケアの包括的対策の構築に関する調査研究事業（以下，長寿研 OF 事業と略す）」報告書）.
3) Iinuma T, Arai Y, Fukumoto M, et al. Maximum occlusal force and physical performance in the oldest old: the Tokyo oldest old survey on total health. JAGS. 2012; 60: 68-76.
4) 小林　恒，乾　明成，高橋一平，他. 口腔内状態が平衡感覚に与える影響について　特に 60 歳以上の女性を対象に. 体力・栄養・免疫学雑誌. 2014；24：164-7.
5) 佐藤恭子，石川達也. 下顎安静位における舌のポジションと安静空隙・身体バランスとの関連について. 日本全身咬合学会雑誌. 2014；20：48-51.
6) 渡邊　裕，本川佳子. 特集オーラルフレイルの現状と課題　7. オーラルフレイル：食欲も含めた包括的介入. Prog Med. 2016；36：1193-8.
7) Ohara Y, Hirano H, Watanabe Y, et al. Masseter muscle tension and chewing ability in older persons. Geriatr Gerontol Int. 2013; 13: 372-7.
8) Miura H, Kariyasu M, Yamasaki K, et al. Relationship between general health status and the change in chewing ability: a longitudinal study of the frail elderly in Japan over a 3-year period. Gerodontology. 2005; 22: 200-5.

〈枝広あや子〉

8 フレイルの評価方法

POINT OF STUDY

❶ フレイルの評価方法には，握力や歩行速度などの客観的項目を含む方法と主観的項目（質問紙）のみによる方法がある．
❷ 近年，客観的項目を含むフレイル評価方法には概ね統一された操作的定義や基準値が用いられつつある．
❸ 質問紙によるフレイル評価では，多様な指標が用いられており，指標の妥当性や対象者の負担度，簡便性などを総合的に勘案して用いる指標を決定する必要がある．

客観的項目を含む評価方法

　厚生労働省研究班では，フレイルを「加齢と共に，心身の活力（運動機能や認知機能など）が低下し，複数の慢性疾患の併存などの影響もあり，生活機能が障害され，心身の脆弱化が出現した状態であるが，一方で適切な介入・支援により，生活機能の維持向上が可能な状態像」[1]として定義している．フレイルを評価するには，フレイルの概念を測定可能な項目によって定義（定量化）する必要がある．これがいわゆるフレイルの操作的定義である．これまでの研究で非常に多くのフレイル指標が用いられているが，本邦も含めて世界的に最もよく採用されているのが，2001年にFriedら[2]が提唱した評価方法（frailty phenotype）である．

　Friedら[2]は，フレイルのイメージとしてshrinking（からだの縮み），exhaustion（疲れやすさ），low activity（活動の少なさ），slowness（動作の緩慢さ），weakness（弱々しさ）の5要素を抽出した．つまり，フレイル

になると，これら5つの要素が顕在化してくると考えたのである．そして，それぞれの要素を代替指標（意図しない体重減少の有無，抑うつの有無，身体活動量，通常歩行速度，握力）によって評価することでフレイルを表現している 図1 ．5項目の代替指標に設けられた基準に対し，3項目以上に該当すればフレイル，1～2項目に該当すればプレフレイル（フレイルの前段階），まったく該当しなければフレイルなし（健常な状態）と定義する．握力や歩行速度などの各基準値についても様々な値が提唱され，これまで日本人に適用する際の統一基準が存在していなかったが，近年，厚生労働省研究班から 表1 のような基準（J-CHS）が示されている．

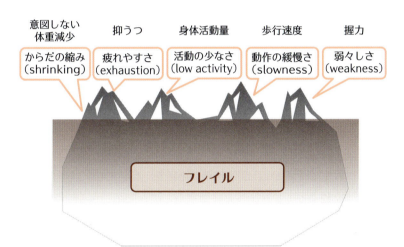

加齢とともに，心身の活力（運動機能や認知機能など）が低下し，複数の慢性疾患の併存などの影響もあり、生活機能が障害され，心身の脆弱化が出現した状態であるが，一方で適切な介入・支援により，生活機能の維持向上が可能な状態像[1]

図1 フレイルの評価方法（操作的定義）のイメージ
Friedら[2]は，フレイルになると，からだの縮み，疲れやすさ，活動の少なさ，弱々しさ，動作の緩慢さが顕在化してくると考えた．そして，それぞれの要素を，代替指標（意図しない体重減少の有無，抑うつの有無，身体活動量，歩行速度，握力）で評価することによって，フレイルを表現した．これが phenotype モデル（表現型）である．

表1 J-CHS 基準によるフレイル評価
(長寿医療研究開発費事業 25-11「フレイルの進行に関わる要因に関する研究」班[1])

項目	評価基準
体重減少（shrinking）	6ヵ月で，2～3kg以上の体重減少
筋力低下（weakness）	握力：男性＜26kg，女性＜18kg
疲労感（exhaustion）	(ここ2週間) わけもなく疲れたような感じがする
歩行速度低下（slowness）	通常歩行速度＜1.0m/秒
身体活動低下（low activity）	①軽い運動・体操をしていますか？ ②定期的な運動・スポーツをしていますか？ 上記の2つのいずれも「していない」と回答

【該当項目数】
0項目：健常
1～2項目：プレフレイル
3項目以上：フレイル
J-CHS: Fried ら[2]は，Cardiovascular Health Study の研究結果をもとに，フレイルの評価基準を定めた．その日本版の基準として，厚生労働省研究班によって，J-CHS 基準が提唱された．

主観的項目（質問紙）のみによる評価方法

握力や歩行速度測定では，測定用具や測定者，広いスペースが必要になるため，質問紙によってフレイルを評価する方法も提案されている．以下に，先行研究で質問紙によるフレイルの評価指標として報告され，本邦で用いられているものを示す．

1. 基本チェックリスト 表2

本来，要介護リスクの高い者のスクリーニングを目的として作成されたものであるが，25の質問項目の中に身体的，精神心理的，社会的側面が包含されているため，フレイルの指標としても位置づけられるようになった．該当項目数が8個以上であればフレイル，4～7個であればプレフレイル，0～3個であればフレイルなし，と定義する．この定義を用いて，5,542名の日本人高齢者を3年間追跡した結果，フレイルの者では新規要介護認定と総

【表2】 基本チェックリスト

No.	質問項目	回答			
1	バスや電車で1人で外出していますか	0. はい		1. いいえ	
2	日用品の買い物をしていますか	0. はい		1. いいえ	
3	預貯金の出し入れをしていますか	0. はい		1. いいえ	
4	友人の家を訪ねていますか	0. はい		1. いいえ	
5	家族や友人の相談にのっていますか	0. はい		1. いいえ	
6	階段を手すりや壁をつたわらずに昇っていますか	0. はい		1. いいえ	
7	椅子に座った状態から何もつかまらずに立ち上がっていますか	0. はい		1. いいえ	
8	15分くらい続けて歩いていますか	0. はい		1. いいえ	
9	この1年間に転んだことがありますか	1. はい		0. いいえ	
10	転倒に対する不安は大きいですか	1. はい		0. いいえ	
11	6カ月で2～3kg以上の体重減少がありましたか	1. はい		0. いいえ	
12	身長　　cm・体重　　kg（BMI　　）18.5未満の場合に該当		(1)	とする	
13	半年前に比べて固いものが食べにくくなりましたか	1. はい		0. いいえ	
14	お茶や汁物などでむせることがありますか	1. はい		0. いいえ	
15	口の渇きが気になりますか	1. はい		0. いいえ	
16	週に1回以上は外出していますか	0. はい		1. いいえ	
17	昨年と比べて外出の回数が減っていますか	1. はい		0. いいえ	
18	周りの人から「いつも同じ事を聞く」などの物忘れがあると言われますか	1. はい		0. いいえ	
19	自分で電話番号を調べて，電話をかけることをしていますか	0. はい		1. いいえ	
20	今日が何月何日かわからない時がありますか	1. はい		0. いいえ	
21	（ここ2週間）毎日の生活に充実感がない	1. はい		0. いいえ	
22	（ここ2週間）これまで楽しんでやれていたことが楽しめなくなった	1. はい		0. いいえ	
23	（ここ2週間）以前は楽にできていたことが今ではおっくうに感じられる	1. はい		0. いいえ	
24	（ここ2週間）自分が役に立つ人間だとは思えない	1. はい		0. いいえ	
25	（ここ2週間）わけもなく疲れたような感じがする	1. はい		0. いいえ	

【該当項目数】
0～3個：フレイルなし（健常）
4～7個：プレフレイル
8項目以上：フレイル

死亡リスクがフレイルなしの者よりも有意に高かったことが報告されている[3].

2. 5項目によるフレイル指標 表3, 4

さらに簡便な方法として，5項目からなるフレイル指標 表3 [4]や FRAIL[5]という質問紙の日本語版 表4 が提案されている． 表3 のフレイル指標には，低栄養/体重減少，身体機能，身体活動量，疲労に加え，認知機能に関する項目が含まれている．5,852名の日本人高齢者を2年間追跡した研究[4]では，この5項目のフレイル指標によって，2年後の新規要介護

表3 5項目によるフレイル指標[4]

	質問	回答	
1	6カ月間で2-3kg以上の体重減少がありましたか？	はい	いいえ
2	以前に比べて歩く速度が遅くなってきたと思いますか？	はい	いいえ
3	ウォーキング等の運動を週に1回以上していますか？	はい	いいえ
4	5分前のことが思い出せますか？	はい	いいえ
5	（ここ2週間）わけもなく疲れたような感じがする	はい	いいえ

問1, 2, 5は「はい」が1点．問3, 4は「いいえ」が1点．他は0点．
合計3点以上がフレイル，1-2点がプレフレイル，0点がフレイルなし（健常）．

表4 FRAIL 日本語版[5]

	質問	回答	
1	（ここ2週間）わけもなく疲れたような感じがしますか？	はい	いいえ
2	1階から2階までのひとつづきの階段を上までのぼりきることができますか？	できる	できない
3	400m（一区画）歩けますか？	歩ける	歩けない
4	5つより多い種類の病気にかかっていますか？	5つより多い	5つ以下
5	最近6カ月で2〜3kg以上（5%を超える）体重の減少がありましたか？	減少があった	なかった

問1, 4, 5は左の回答が1点．問2, 3は右の回答が1点．他は0点．
合計3点以上がフレイル，1-2点がプレフレイル，0点がフレイルなし（健常）．

認定を予測できたことが報告されている．また FRAIL 日本語版 表4 は，国際的に用いられている簡易指標[5] を日本語に翻訳したものである．いずれの指標も，5 項目中，該当項目数が 3 項目以上の場合をフレイル，1〜2 項目の場合をプレフレイル，該当項目なしの場合をフレイルなし，と定義する．

3. 介護予防チェックリスト（簡易フレイル指標： 表5 ）

他には，新開らが開発した「介護予防チェックリスト（簡易フレイル指

表5 介護予防チェックリスト（簡易フレイル指標）（新開省二，他. 日本公衆衛生雑誌. 2013;60:262-74[6]）
赤枠内の回答数を合計し，15 項目中 4 項目以上の該当をフレイルと定義．

体力	1	この 1 年間に転んだことがありますか	いいえ	はい
	2	1km ぐらいの距離を不自由なく続けて歩くことができますか	はい	いいえ
	3	目は普通に見えますか（注）眼鏡を使った状態でもよい）	はい	いいえ
	4	家の中でよくつまずいたり，滑ったりしますか	いいえ	はい
	5	転ぶことが怖くて外出を控えることがありますか	いいえ	はい
	6	この 1 年間に入院したことがありますか	いいえ	はい
栄養	7	最近，食欲はありますか	はい	いいえ
	8	現在，たいていの物は噛んで食べられますか（注）入れ歯を使ってもよい）	はい	いいえ
	9	この 6 カ月に 3kg 以上の体重減少がありましたか	いいえ	はい
	10	この 6 カ月間に，以前に比べて体の筋肉や脂肪が落ちてきたと思いますか	いいえ	はい
社会	11	一日中家の外には出ず，家の中で過ごすことが多いですか	いいえ	はい
	12	ふだん，2〜3 日に 1 回程度は外出しますか（注）庭先のみやゴミ出し程度の外出は含まない）	はい	いいえ
	13	家の中あるいは家の外で，趣味・楽しみ・好きでやっていることがありますか	はい	いいえ
	14	親しくお話しできる近所の人はいますか	はい	いいえ
	15	近所の人以外で，親しく行き来するような友達，別居家族または親戚はいますか	はい	いいえ

「はい」または「いいえ」に○をつけ，赤枠内の○の個数を数えます．
（1 個につき 1 点）．

合計点数　　　　点

標）」[6]がある 表5 .本チェックリストは，高齢期の要介護リスクとして重要な「体力」，「栄養」，「社会との繋がり」の状態を15の質問項目から評価するもので，frailty phenotypeの5つの特徴（shrinking, exhaustion, low activity, slowness, weakness）と関連した質問項目が含まれている．本チェックリストでは，15項目中4項目以上に該当した場合をフレイルと定義する．15項目中4項目以上に該当した者では，3点以下の者に比べて，2年後または4年後のactivities daily living障害や要介護認定のリスクが有意に高いことや，フレイル指標として用いることの妥当性（4項目以上に該当した場合の，Friedら[2]のフレイル［frailty phenotype］に対する感度と特異度は，それぞれ70.0％と89.3％であったこと）が確認されている[6]．

まとめと課題

近年になり，フレイルの概念的定義だけでなく，客観的項目を含むフレイル評価方法（操作的定義とその基準値）にも概ね一致した見解が得られつつある．主観的項目（質問紙）のみによるフレイル指標は，いずれも独自にフレイル指標としての妥当性（Friedら[2]の定義に対する併存的妥当性）や要介護認定発生に対する予測妥当性などが検証されており，簡便に評価できる点が強みである．しかし，フレイル該当率が各指標間で一致するかどうか，その整合性までは検討されていないという課題がある．フレイルを評価する際は，客観的項目を含む評価方法を用いることが理想ではあるが，現場の状況に応じて，質問紙のみによる評価を選択せざるを得ない場合もある．また，質問項目が多ければ，フレイル評価の妥当性は高まる可能性はあるものの，対象者の負担や欠測も増える．以上を勘案しながら，どの指標を用いるかを決定していく必要がある．

文献

1) 厚生労働省研究班．厚生労働科学研究費補助金（長寿科学総合研究事業）総括研究報告書「後期高齢者の保健事業のあり方に関する研究」．

2) Fried LP, Tangen CM, Walston J, et al. Frailty in older adults: evidence for a phenotype. J Gerontol A Biol Sci Med Sci. 2001; 56: M146-56.

3) Satake S, Shimokata H, Senda K, et al. Validity of total Kihon Checklist score for predicting the incidence of 3-year dependency and mortality in a community-dwelling older population. J Am Med Dir Assoc. 2017; 18: 552. e1-6.

4) Yamada M and Arai H. Predictive value of frailty scores for healthy life expectancy in community-dwelling older Japanese adults. J Am Med Dir Assoc. 2015; 16: 1002. e7-11.

5) Morley JE and Adams EVl. Rapid Geriatric Assessment. J Am Med Dir Assoc. 2015; 16: 808-12.

6) 新開省二，渡辺直紀，吉田裕人，他.「介護予防チェックリスト」の虚弱指標としての妥当性の検証. 日本公衆衛生雑誌. 2013；60：262-74.

〈清野 諭〉

II

フレイルを予防する

1 フレイル予防のための栄養とは

POINT OF STUDY

❶ 早期からの低栄養予防は，フレイルの予防にも重要であり外来診療でも低栄養の評価をすべきである．特に，習慣的な体重測定は本人の意識向上にも役立つ．

❷ 高齢者は環境や心身機能の変化から低栄養を招きやすい．疾患由来ではない低栄養を発生させないためには，多面的な視点でリスク因子を捉える必要がある．

❸ 意図せぬ体重減少や低栄養を予防するための早期スクリーニング法に，MNA や CNAQ がある．

はじめに

フレイルは高齢者の 10% 前後で存在するとされ，プレフレイルも合わせると高齢者の 5〜7 割が該当し，年齢が上がるにつれ増加する[1]．つまり，高齢者を対象とする多くの場合でフレイルの視点が必要ということになる．

フレイルを理解する上で重要なことは，身体的・社会的・精神心理的側面をもつ多面的な要素で構成されるということである 図1 ．単なる生理的な老化現象ではなく，これらの側面が影響し合ってストレス対処能力が低下している状態であり，適切な介入を行うことにより改善が期待できる可逆的な状態である．

低栄養（体重減少）は，フレイルの中核をなすため，適切な評価による早期発見はもちろんのこと，早くから予防を行うことが重要であり，それは要介護発生を予防し高齢者のエンドオブライフを充実化しうる．

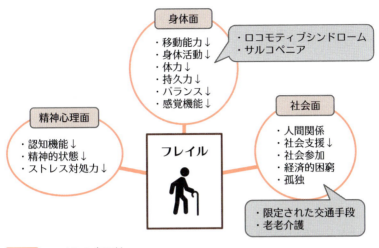

図1 フレイルの多面性

フレイルと低栄養

　身体的なフレイルを表現するFriedらの定義[2]では，意図しない体重減少，自覚的な疲労感，筋力低下，歩行速度の低下，身体活動度の低下，これら5項目のうち3項目以上に該当する場合をフレイルとしている．体重減少はこれらの項目のうちの一つであるが，他4項目の原因でもある．たとえば高齢者におけるうつ状態は食欲不振を引き起こし，体重減少を招く．体重減少は，脂肪組織のみならず骨格筋や骨の減少を意味しており，サルコペニアや骨の脆弱化から筋力や歩行速度の低下を招き，これらは疲労感を生じる．つまり，体重減少はフレイルの主要な構成要素であり，食欲不振や食事摂取量の減少について早期に対処すべきである．フレイルの多面的な要素（身体的，社会的，精神心理的）は，食行動とも関連する 図2 ．

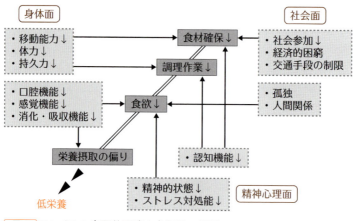

図2 フレイルの多面的要素と食行動の関係

高齢者の体重減少をきたす要因

1. 身体的側面からの要因

　高齢期における身体機能の変化として，味覚低下，消化液分泌量の減少，各種ホルモン分泌量の変化，口腔機能（咀嚼・嚥下）の低下，握力の低下，歩行機能（立位・バランス・移動）の低下などが挙げられる．これらは全て，栄養摂取に影響を与える．

　「食べる」ということを考えると，我々は普段，食材を選んで調理をしたり，外食に出かけたり，コンビニで手軽なものを購入したりして，それらを食べ，消化・吸収し代謝する．これらの一連動作により生きるために必要な栄養素が臓器に供給されるわけである．食べ物を得るために外出したり，重い荷物を運んだりするためには，身体的要素や，出かけるための交通手段といった社会的要素が影響する．調理をする際には，包丁で切る，鍋を持つなどの身体機能に加えて，調理の手順を考えるといった脳機能や，おいしい味付けをするための感覚器機能を使う．食べる時には，目で見たり香りを嗅いだりして食物を認識し，口へ運び咀嚼をして飲み込む．これらは嗅覚や味

覚，口腔機能の影響を受け，食事内容の偏りや摂取量減少を招く．消化液や
ホルモンの分泌量に変化が生じていれば，栄養素の体内での利用についても
影響を受けることが考えられる．

2. 社会的側面・精神心理的側面からの要因

　免許証の返納による交通手段の制限や身体機能の衰えから公共交通機関の
使用を避けるといった外出に関わる要因，老老介護世帯や独居世帯の増加，
経済格差，友人や近親者との別れによる孤立など，高齢者における社会環境
は些細な変化を重ねやすく，これらは身体機能の低下や精神心理状態の悪化
などを招く．このような社会的背景が，食材確保への障害や食費の制限など
をもたらし，食事内容の偏り，節食による摂取量減少を導く．孤食やうつ状
態はフレイルや低栄養のリスクが高く，社会交流が乏しくなると認知機能低
下が進行しやすくなることも知られている．

　認知機能の低下もまた，栄養摂取へ影響を及ぼす．一般的に，調理は複数
の工程を同時進行することが多い．例えば，湯を沸かしながら野菜を切るな
どである．ひとつずつにかかる時間を逆算しながら作業を進めたりする．献
立を考える際も，使用する食材，見た目や味，栄養のバランス，費用などを
考慮する．認知機能が低下すると，こういった複雑な工程が難しくなり，い
つも同じものばかり作ったり，調理にかかる時間が延長し疲労困憊したり，
味付けを失敗したりする．買い物においても，買い忘れや同じものを買った
りする．これらもまた，食事内容の偏りや摂取量の減少をきたし，作る意欲
の低下から食べる意欲も低下する場合もある．また，調理担当者の配偶者の
栄養摂取にも影響を及ぼす．

低栄養（体重減少）を予防するための
スクリーニング方法

1. MNA

　65歳以上を対象にヨーロッパで開発された栄養スクリーニングツールである．食事摂取量の減少や精神面に関する問題，主観的な健康観，タンパク質や野菜・果物の摂取など多面的な視点から栄養状態を評価することが可能である．

2. CNAQ（Council on Nutrition Assessment Questionnaire）

　食欲を評価するための8項目の質問で構成されたシニア向け食欲調査表である．海外では10年以上も前から広く用いられており[3]，28点以下の場合6カ月以内に少なくても5％の体重減少のおそれがあると評価される．当センターではこの短縮版を用いたポスターを作成し，外来掲示による啓発も行っている 図3 ．2017年，日本語版が開発された[4]（ 図4 [5]）．

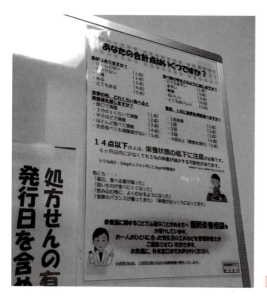

図3　外来掲示による啓発活動

日本語版 CNAQ（CNAQ-J）

ここ1カ月間の食生活を思い出し，A～Hの質問に対し当てはまる番号の1つに◯をつけてください．

A. 食欲はありますか？

1. ほとんどない
2. あまりない
3. ふつう
4. ある
5. とてもある

B. 食事を，どのくらい食べると満腹感を感じますか？

1. 数口で満腹
2. 3分の1ほどで満腹
3. 半分ほどで満腹
4. ほとんど食べて満腹
5. 満腹になることはほとんどない

C. 空腹感がありますか？

1. ほとんどない
2. あまりない
3. ふつう
4. ある
5. とてもある

D. 食事の味はいかかですか？

1. とてもまずい
2. おいしくない
3. 変わらない
4. おいしい
5. とてもおいしい

E. 若いころと比べて，食事の味はどうですか？

1. とてもまずい
2. おいしくない
3. 変わらない
4. おいしい
5. とてもおいしい

F. 食事は1日何回食べますか？

1. 1日1回未満
2. 1日1回
3. 1日2回
4. 1日3回
5. 1日4回以上

G. 食事中に気分が悪くなったり，吐き気を感じることがありますか？

1. いつも感じる
2. よく感じる
3. 時々感じる
4. まれに感じる
5. まったく感じない

H. ふだん，どのような気持ちですか？

1. とても沈んでいる
2. 沈んでいる
3. 沈んでもなく，楽しくもない
4. 楽しい
5. とても楽しい

図4

平成28年度厚生労働科学研究費補助金（長寿科学総合研究事業）「介護保険施設における利用者の口腔・栄養管理の充実に関する調査研究」研究班．要介護高齢者の口腔・栄養管理のガイドライン2017（暫定版）．2017. http://www.gerodontology.jp/committee/file/job_link_20170626.pdf[5]

高齢者の背景や機能に合わせた提案が疾患由来ではない低栄養の予防に繋がる

　前述のように，高齢者は生理的な加齢変化のみならず多面的な要因で低栄養を引き起こす．ふらつきや倦怠感を主訴に外来を訪れるフレイルな高齢者をみても，日頃から体重を測定している者は少なく，自身の思い描く体重と実測値に大きな乖離があることは珍しくない．意図しない体重減少の要因として疾患的な要素が見当たらない場合は特に，多面的な視点からリスク因子を抽出し，それらに合わせた提案が必要である．交通手段が限られ，調理への負担感も大きく，経済的にも余裕のない高齢者に"肉や魚を食べましょう""一汁三菜，栄養バランスの整った食事を"などと理想を掲げても実行は困難なことが多く，本人の絶望感を助長することもある．缶詰，惣菜，冷凍食品などの活用，簡単な調理方法，冷凍保存などで食材を長持ちさせる方法など，生活と機能に合わせた工夫の仕方を個々に合わせてコーディネートする必要があり，関わる栄養士もそれらのアイデアの引き出しを多く備えておく必要がある．それには，栄養士自身も普段から自らが実践し経験を豊かにする必要がある．さらに，個々の患者の背景にある問題点を抽出するための着眼点を鍛えることも不可欠で，それには，フレイルの概念が重要である．

文献

1) Kojima G, Iliffe S, Taniguchi, et al. Prevalence of frailty in Japan: A systematic review and meta-analysis. Journal of Epidemiology. 2017; 27: 347-53.
2) Fried LP, Tangen CM, Walston J, et al. Frailty in older adults: evidence for a phenotype. The journals of gerontology Series A, Biological sciences and medical sciences. 2001; 56: M146-56.
3) Wilson MM, Thomas DR, Rubenstein LZ, et al. Appetite assessment: simple appetite questionnaire predicts weight loss in community-dwelling adults and nursing home residents. The American journal of clinical nutrition. 2005; 82: 1074-81.
4) Tokudome Y, Okumura K, Kumagai Y, et al. Development of the Japanese version of the Council on Nutrition Appetite Questionnaire and its simplified versions, and evaluation of their reliability, validity, and reproducibility. Journal of Epidemiology. 2017; 27: 524-30.

5) 平成 28 年度厚生労働科学研究費補助金（長寿科学総合研究事業）「介護保険施設における利用者の口腔・栄養管理の充実に関する調査研究」研究班. 要介護高齢者の口腔・栄養管理のガイドライン 2017（暫定版）. 2017. http://www.gerodontology.jp/committee/file/job_link_20170626.pdf

〈木下かほり〉

ポリファーマシー対策（処方の適正化）はフレイルを改善するか?

POINT OF STUDY

❶ フレイルかつポリファーマシー高齢者では，薬物有害事象の発現頻度が3割を超える.

❷ ポリファーマシー患者は3.6倍フレイルになりやすい.

❸ 多職種で処方を見直すことがポリファーマシー対策のポイント

はじめに

　ポリファーマシー（Polypharmacy）は，フレイル同様，注目されている概念である．明確な数の規定はないものの欧米の論文では5剤以上をポリファーマシーと定義する論文が多く，日本では6剤以上で薬物有害事象の発現頻度が上昇することが報告されており[1]，6剤以上をポリファーマシーとよぶことが多い．また，単に服用薬剤数が多いだけでなく，近年ポリファーマシーの概念は多様な概念へと発展している．薬物有害事象，服薬アドヒアランスの不良，不要な処方，あるいは必要な薬が処方されない，過量・重複投与など薬剤のあらゆる不適正問題を含むことが多い．フレイルとポリファーマシーは密接に関連するといわれており，ポリファーマシー状態のフレイル患者における入院中の薬物有害事象の発現頻度は33%と報告されている[2]．フレイル患者において薬物有害事象は遭遇しやすい医療上の問題でありポリファーマシーを解決することが重要となる．本稿では，フレイル高齢者で罹患しやすいポリファーマシーとその対策について概説する．

ポリファーマシーとフレイルの関係性

　フレイル高齢者におけるポリファーマシーの罹患率に関しては，アイルランドの65歳以上1,718名を対象としたコホート研究がある．ポリファーマシー（5剤以上）の罹患率は，健常者（974名）18%，プレフレイル（672名）35%，フレイル（72名）54%と報告されている 図1 [3]．

　また，Veroneseらの報告[4]では，北アメリカでの8年間にわたるコホート研究においてポリファーマシーがフレイルの発生率に関連するか調査された研究がある．4,402人の参加者（研究開始時の平均年齢60歳）のうち361名が新規にフレイルとなり，発生率は23（95% CI: 14-32）/1,000人年であっ

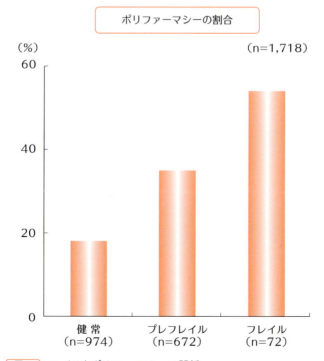

図1 フレイルとポリファーマシーの関係
(Peklar J, et al. JAMDA. 2015; 16: 282-9[3])

た．その中で服用薬剤数0〜3剤の参加者と比較して，服用薬剤数4〜6剤の参加者では2倍，服用薬剤数7剤以上の参加者では6倍高くなると報告されており 図2 ，長期的なポリファーマシーがフレイルに影響を与えることが示されている．

さらにBonagaらの報告[5]では，スペインにおいてポリファーマシー（5剤以上）の患者におけるフレイルと死亡の関係を調査している．773名の参加者（平均年齢78.5歳）のうちフレイルかつポリファーマシーの患者が118名（15.3%），プレフレイルかつポリファーマシーの患者が157名（20.3%）であり，それぞれ非フレイル・非ポリファーマシー患者と比較して死亡リスクが5.3倍（95% CI: 2.3-12.5），5.8倍（95% CI: 1.9-17.5）高いことが示されている．

近年，ポリファーマシーとフレイルに関する観察研究は多数行われており，過去5年間の論文を調査したところ4論文[3,6-8]が該当し 図3 にまとめた．ポリファーマシーの定義を5剤以上，フレイル評価はCHS基準において5項目中3項目該当をフレイルとした研究を対象に観察期間中のポリファーマシー群と非ポリファーマシー群におけるフレイルの発生リスクをオッズ比で表した．どの研究においてもポリファーマシー患者はフレイルに

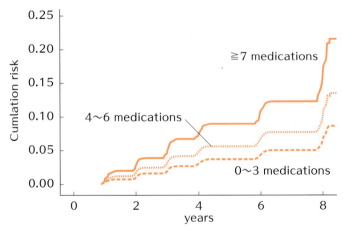

図2 服用薬剤数とフレイルの発生リスクに関して
(Veronese N, et al. JAMDA. 2017[4])

Study or Subgroup	Experimental Events	Total	Control Events	Total	Weight	Odds Ratio M-H, Fixed, 95% CI	Odds Ratio M-H, Fixed, 95% CI
Gnjidic 2012	128	706	28	956	11.7%	7.34 [4.81-11.19]	
Herr 2015	294	1,516	79	834	49.5%	2.30 [1.77-3.00]	
Peklar 2015	39	451	33	1,267	9.5%	3.54 [2.20-5.70]	
Saum 2017	212	1,467	59	1,591	29.2%	4.39 [3.26-5.91]	
Total (95% CI)		4,140		4,648	100.0%	3.62 [3.06-4.28]	
Total events	673		199				

Heterogeneity: Chi^2=23.70, df=3 (P<0.0001), I^2=87%
Test for overall effect: Z=15.08 (P<0.0001)

図3 ポリファーマシー（5剤以上服用）におけるフレイルの発症リスクに関して（著者作成）

なりやすいことが示されており，メタ解析を行ったところ 3.6 倍フレイルに〔3.62（95% CI：3.06-4.28）〕なりやすいことが示された．

以上のように近年のポリファーマシーとフレイルに関する研究からフレイル高齢者に対するポリファーマシー介入は，死亡リスクの観点からも必要であることが伺える．

ポリファーマシーに対するアプローチ

フレイルの国際的なコンセンサスにおいてもポリファーマシーを減らすことが重要であるとされている[9]．ポリファーマシーに対するアプローチとして一般的なのが，Beers criteria や STOPP といった潜在的不適切な薬物（potentially inappropriate medications；PIMs）を削減する方法である．PIMs は高齢者において薬物有害事象が発生しやすい薬物とされている．また，米国では，2003 年に Beers criteria が発表されて以降 PIM に関する処方が減少しているが，ポリファーマシー患者は増加傾向にと報告されており[10]，PIM 以外の処方をいかに見直すかが大切である．そのため，処方を批判的に吟味する処方見直し（Clinical Medication Review）を行うことが大切である．

ポリファーマシー自体がすべて悪かと言われるとそうではない．処方医も悪意をもって処方するわけではなく，疾患や病状に対して治療が行われた結果，ポリファーマシーに陥ることが考えられるが，問題のあるポリファーマシーもあるため適切な介入が求められる．①定期的に10剤以上服用している，②薬物有害事象が発現している，③処方カスケードがある，④服薬アドヒアランスが低下している，⑤患者が自ら処方を欲する場合などが考えられる．定期的に10剤以上服用している場合は，特に薬物有害事象の発生が高くなるとされている．薬物有害事象とは，「薬物を投与した際に生じるあらゆる好ましくない医療上のできごと」とされており，高齢者の場合，若年者と比べ原因の薬物が特定できない場合が多く，定型的な症状（副作用）より，非定型的な症状が発現することが多いため，不定愁訴などと混同されることが多い．そのため，処方カスケードとよばれる問題に発展することが多い．処方カスケードとは，薬物有害事象を新たな疾患や症状と勘違いし，薬を追加処方してしまうことを繰り返すことで，薬物有害事象が新たな処方を生むことを指す[11]．処方カスケードは，薬物有害事象を疑わない限り発見することが難しいため，処方を追加する前に薬物有害事象を疑うことも大切である．ポリファーマシーになれば，服用方法が複雑になり薬を自己管理できなくなることや，飲む意欲が低下することが多いため見直す必要がある．また，反対に患者が処方を欲する場合もあり患者に対する教育・服薬支援も大切である．

　処方を見直す際に大切なことは，処方を検討する際に詳細な薬歴など薬に関する情報を収集することである．医師や薬剤師だけでなく，看護的な視点など様々視点で薬に関する情報を収集することも重要である．そして，中止・変更を行った際に経過観察を行い，中止・変更に対する評価を行い，発現が予測される有害事象を考慮しながら観察を行うことも大切である．ポリファーマシーへの介入の多くは，他の医師に対する提案が多いため，連携が重要である．医師同士や薬剤師から医師に提案するなどは比較的連携がとれている場合を除き，なかなか行いづらいのが現状であり，これら一連のプロセスを多職種からなるチームで行うことで比較的スムーズにポリファーマシー対策を行うこともできる．

ポリファーマシー対策は，様々なリストやガイドラインやアプローチが作成されているが，処方医との連携や処方医，調剤する薬剤師がポリファーマシーを意識し日頃から取り組むことが大切であると考える．

ポリファーマシー対策はフレイルを改善するか？

　残念ながらフレイル患者のポリファーマシー介入に関する前向きの調査研究は今のところ確認できていない．しかし，ポリファーマシーは様々な場面で遭遇する．疾患が多くどうしても薬が必要でポリファーマシーにならざるをえない状況の患者も多い．必要なポリファーマシーと判断される場合は，問題であることを認識し定期的に薬物療法の評価することが大切である．

文献

1) Kojima T, Akishita M, Kameyama Y, et al. High risk of adverse drug reactions in elderly patients taking six or more drugs: analysis of inpatient database. Geriatr Gerontol Inter. 2012; 12: 761-2.
2) Hanlon JT, Pieper CF, Hajjar ER, et al. Incidence and predictors of all and preventable adverse drug reactions in frail elderly persons after hospital stay. J Gerontol A: Biol Sci Med Sci. 2006; 61: 511-5.
3) Peklar J, O'Halloran AM, Maidment ID, et al. Sedative load and frailty among community-dwelling population aged ≥ 65 years. J Ameri Med Direct Assoc. 2015; 16: 282-9.
4) Veronese N, Stubbs B, Noale M, et al. Polypharmacy is associated with higher frailty risk in older people: an 8-year longitudinal cohort study. J Am Med Dire Assoc. 2017; 18: 624-8.
5) Bonaga B, Sánchez-Jurado PM, Martínez-Reig M, et al. Frailty, polypharmacy, and health outcomes in older adults: The Frailty and Dependence in Albacete Study. J Am Med Dir Asso. 2018; 19: 46-52.
6) Gnjidic D, Hilmer SN, Blyth FM, et al. High-risk prescribing and incidence of frailty among older community-dwelling men. Clin Pharmacol Therapeut. 2012; 91: 521-8.
7) Herr M, Robine JM, Pinot J, et al. Polypharmacy and frailty: prevalence, relationship, and impact on mortality in a French sample of 2350 old people. Pharmacoepidemiol Drug Safety. 2015; 24: 637-46.
8) Saum KU, Schöttker B, Meid AD, et al. Is polypharmacy associated with frailty in older people？ Results from the ESTHER cohort study. J Am Geriatr Soc. 2017; 65: e27-e32.
9) Morley JE, Vellas B, van Kan GA, et al. Frailty consensus: a call to action. J Am Med Dir Association. 2013; 14: 392-7.
10) Charlesworth CJ, Smit E, Lee DS, et al. Polypharmacy among adults aged 65 years and

older in the United States: 1988-2010. J Gerontolo A: Biomedical Sci Med Sci. 2015; 70: 989-95.
11) Rochon PA & Gurwitz JH. Optimising drug treatment for elderly people: the prescribing cascade. BMJ. 1997; 315: 1096.

〈溝神文博〉

生活習慣病の管理による
フレイル予防

POINT OF STUDY

❶ 高齢者において糖尿病はフレイルと関連し，要介護・死亡リスクを上昇させる．

❷ インスリン抵抗性改善薬は高齢糖尿病患者の筋量低下を抑制する可能性がある．

❸ 糖尿病のようなハイリスクな病態を合併する場合は，降圧目標設定のためにフレイルを考慮する必要がある．

❹ 慢性腎臓病（CKD）に対する運動療法が身体的フレイルの進行を抑制する可能性がある．

❺ 糖尿病，高血圧を含め，生活習慣病管理によるフレイル予防に関する知見はまだ少ない．

はじめに

　フレイルが身体的または精神的側面をもつことは他稿で述べられているとおりであるが，糖尿病や肥満，高血圧といった生活習慣病の多くが身体活動の低下や栄養状態の変化，ストレスなどにより発症，悪化することは良く知られている事実であることから，フレイルと生活習慣病が関連することは容易に想像できる．本稿ではフレイルと生活習慣病との関連と共に，生活習慣病に対する治療や管理によりフレイルが予防可能かという観点に基づいた知見を紹介する．

JCOPY 498-05916　　　　　　　　3. 生活習慣病の管理によるフレイル予防── *77*

生活習慣病とフレイルとの関連

1. 糖尿病

　糖尿病との関係において，70〜79歳の高齢者を対象にHbA1c 8％以上とHbA1c 5.5％未満との間でフレイルと歩行速度低下の頻度を検討した報告では，HbA1c 8％以上でフレイルは3.3倍，歩行速度低下は2.8倍と，身体的特徴，BMI，IL-6，併発症で調整後においても有意に高率であった．200例の高齢糖尿病患者を対象とした米国のコホート研究において，ベースラインで空腹時血糖（FBS）170mg/dL，HbA1c 7.6％であれば，約5年間の

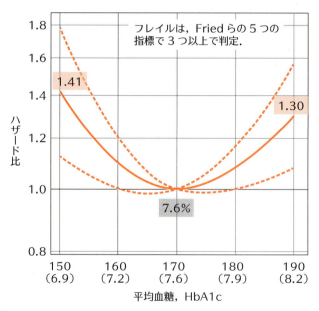

図1　血糖コントロール状態によるフレイル予測

ワシントン州の地域コホートの高齢者1,848名の4.8年の追跡調査．ベースラインでHbA1c 7.6％程度が最もフレイルの出現が少なく，HbA1c 8.2％でハザード比が1.30倍，HbA1c 6.9％でハザード比が1.41倍であった．（ハザード比は年齢，性別，BMI，人種，教育歴，認知機能，脳卒中・冠動脈疾患・心不全・COPDの有無，CES-D，健康感で調整，フレイルは，Friedらの5つの指標のうち3つ以上で判定）
(Morley JE, et al. J Am Med Dir Assoc. 2014; 15: 853-9[2])より）

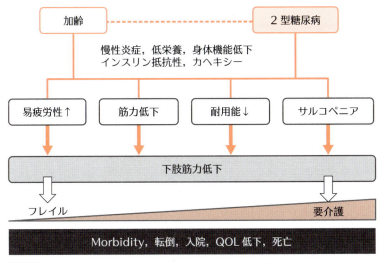

図2 糖尿病は加齢と共にサルコペニア，フレイルを促進する
(Odden MC, et al. Arch Intern Med. 2012; 172: 1162-8[3]) を改変)

フォローアップ期間中のフレイルの出現が最も少なかったが，FBS 150mg/dL（HbA1c 6.9%）未満でハザード比 1.41，FBS 190mg/dL（HbA1c 8.2%）以上でハザード比 1.30 であり，血糖コントロール状態とフレイルの出現はJ型の関連を示した 図1 [1]．さらに，重度のフレイルはむしろ血糖コントロール良好群に多いことが最近報告されている．しかし，一般には血糖コントロール不良はフレイルに関連すると考えられるため，糖尿病は加齢と共にフレイルを促進し，要介護，死亡リスクを上昇させると考えられる 図2 [2]．

2．高血圧

　高齢高血圧者を対象に歩行速度と血圧との関係を検討した報告において，歩行速度が 0.8m/秒以上の高血圧者では 140mmHg 未満で生命予後が良かったが，歩行速度が 0.8m/秒未満の高血圧者では血圧の影響がみられず，6メートルを完遂できない者では 140mmHg 以上で生命予後が良く，75歳以上でよりこの状況は顕著であった 図3 [3]．この報告により，6メートル歩行を完遂できないほどの高齢者では降圧開始基準・降圧目標を個別に判断す

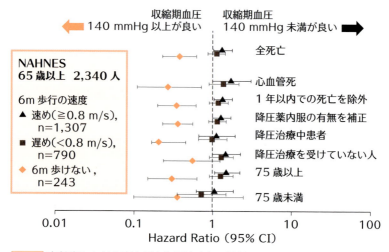

図3 高齢者における高血圧と歩行速度との関係
原則として140/90mmHg以上の血圧レベルを薬物治療の対象として推奨する．ただし，75歳以上で収縮期血圧140-149mmHgや，6メートル歩行ができない程度のフレイル高齢者では個別に判断する．
(Walker SR, et al. BMC Nephrology. 2013; 14: 228-36[4]) より)

ることが，国内外の高血圧診療ガイドラインにおいて推奨されるようになった．高血圧とフレイルとの関連については，24時間自由行動下血圧（ABPM）で測定した血圧はフレイルで高いとする報告，逆にフレイルで平均血圧が低いとする報告など一定ではない．

3. 慢性腎臓病（CKD）

　生活習慣病に密接に関連する病態である慢性腎臓病（CKD）は，フレイルとの関係が多く報告されている．一般に，CKDの重症度の増加と共にフレイルの頻度も増加し，CKD患者においてフレイルは腎代替療法への移行や死亡といった予後悪化因子であることが示されている[4]．また，透析患者におけるCKDの頻度は非透析患者と比べ高率であり，フレイルは透析患者の認知症や転倒の発生，心血管病発症，死亡などの予後悪化因子であることが示されている．

生活習慣病管理によるフレイルへの影響

1. 糖尿病

　高齢糖尿病患者の治療とフレイルまたはサルコペニアの関係については，2017年5月発表の高齢者糖尿病診療ガイドライン2017においても明確には述べられておらず，良好な血糖コントロールがフレイルまたはサルコペニアの進展を抑制する，あるいは改善することを示した報告はない，と記載されている．日本老年医学会が発表している「高齢者の処方適正化スクリーニングツール」において，75歳以上の高齢者，あるいは75歳未満でもフレイルや要介護または長期投与が必要な場合などを対象とした，各種疾患に対して特に慎重な投与を要する医薬品のリストが，エビデンスに基づき示されている．これによると，糖尿病領域における慎重な投与を要する薬物としてSU薬，ビグアナイド，チアゾリジン誘導体，α-GI，SGLT2阻害薬などがあげられ，開始を考慮すべき薬物はない，と結論づけられている[5]．

　しかし，フレイルの身体的要素であるサルコペニアの予防の観点から，食事，運動療法または薬物療法の効果をみた報告はいくつか存在する．高齢糖尿病患者を対象に半年間のロイシン投与の効果を検討したRCTでは，その有効性が確認されなかった．糖尿病治療薬については，65歳以上の男性を対象とし四肢骨格筋量の変化を3.5年間追跡したコホート研究において，糖尿病患者のうちチアゾリジン薬とビグアナイド薬以外を使用していた群において四肢骨格筋量が4.4%低下したのに対し，チアゾリジン薬とビグアナイド薬を使用していた群では1.8%の低下であった 図4 [6]．以上から，インスリン抵抗性改善または抗炎症効果を有する糖尿病治療薬がサルコペニア発症を予防する可能性はある．

2. 高血圧

　フレイルが降圧薬の治療効果に影響するかに関しては，80歳以上の高血圧患者を対象に収縮期血圧を150mmHg未満に下げることの臨床的意義を示したことで注目されているHYVETにおいて，フレイルをベースライン

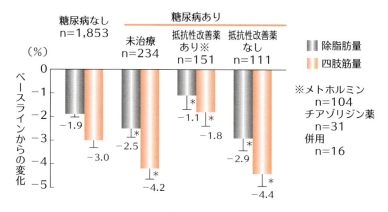

図4 インスリン抵抗性改善薬の筋量への影響
65歳以上対象の多施設コホート研究において，糖尿病有無，インスリン抵抗性改善薬有無による除脂肪量，四肢筋量（DXA法で測定）変化を3.5年間追跡．糖尿病患者のうちチアゾリジン誘導体とビグアナイド以外を使用していた群において四肢筋量が3.5年で4.4％低下したが，チアゾリジン誘導体とビグアナイドを使用していた群では1.8％の低下であった．
(Lee CG, et al. Diabetes Care. 2011; 34: 2381-6[6]より)

で評価した2,656例を対象としたサブ解析では，フレイルの程度に関わらず降圧薬治療による脳卒中，心血管病予防効果が認められたとしている[7]．また，SPRINT研究の75歳以上を対象としたサブ解析では，ベースラインにおいてFrailty Indexを用いたフレイル評価によりFit（健常），Less Fit，Frailに分類したところ，収縮期血圧120mmHg未満を目標とした厳格治療による予後改善効果は，フレイルの状態に関わらず認められたとしている[8]．これらはランダム化比較試験（RCT）でありエビデンスレベルが非常に高いが，非糖尿病で脳卒中の既往がなく，認知症の合併もない者を対象としているため，実臨床におけるプレフレイル程度の患者までしか対象に含まれていないことを考慮する必要がある．一方，60歳以上の糖尿病患者を対象に，ベースラインの血圧と総死亡，心血管イベント発症の関係を14年間みたコホート研究では，非フレイル群では収縮期血圧160mmHg以上群で，140mmHg未満群，140-160mmHg群に比し有意に総死亡，心血管イベント

は発症が多かったが，フレイル群では収縮期血圧160mmHg以上群で最もイベント発症が少なかった．以上から，フレイルを促進させる糖尿病のような病態がなければフレイルの有無は高血圧治療に影響しないが，そのような病態があれば降圧開始血圧や降圧目標の設定の際に，フレイルの有無を考慮する必要があると推察される．

一方で，高血圧の治療がフレイル予防に影響するかについての報告は少ない．平均年齢77歳以上の高齢女性を対象に，ACE阻害薬の使用と筋力，歩行速度の変化を検討した3年間の後ろ向き観察研究において，ACE阻害薬を継続的に使用していた群では，ACE阻害薬の断続的使用群，ACE阻害薬非使用群，他剤使用群と比較し，膝伸展筋力，歩行速度の低下度が有意に小さかった 図5 [9]．一方で平均年齢75歳の高齢高血圧者120名を対象に，

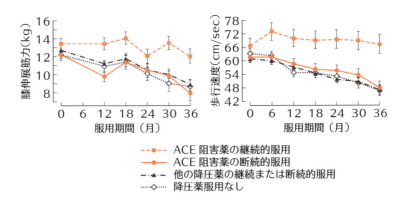

	3年間の身体機能低下	
	膝伸展筋力	歩行スピード
継続的なACE阻害薬服用	−1.0 kg	−1.7 cm/s
他の降圧薬服用	−3.7 kg	−13.6 cm/s
降圧薬服用なし	−3.9 kg	−15.7 cm/s

図5 ACE阻害薬による筋力，身体機能への影響
高齢高血圧女性に対するACE阻害薬の継続的な使用により，同薬の断続的な使用，他の降圧薬の使用と比較し，下肢筋力や歩行速度の経年的な低下が抑制された．
(Onder G, et al. Lancet. 2002; 359: 926-30 [9] より)

Ca 拮抗薬と ACE 阻害薬の筋力と身体機能に対する影響をみた RCT では，9 カ月間の筋力，歩行速度の変化は 2 薬剤間で差がなく，非転倒率も同等であった．2010 年以後は身体的フレイル指標をアウトカムにした降圧薬のエビデンスはほとんどないが，レニン・アンジオテンシン（RA）系阻害による筋タンパク合成抑制効果，筋修復能改善効果を示す基礎研究は多数存在するため，RA 系阻害薬が身体的フレイルに対し予防的に作用する可能性はある．

3. 慢性腎臓病（CKD）

　慢性腎臓病（CKD）に関しては，フレイル予防という観点では現在までには報告はほとんどない．サルコペニアについては，食事，運動療法においていくつか参考となる報告がある．低タンパク食療法を施行中の保存期 CKD 患者を対象に 12 週間の筋力トレーニングを行った検討では，タンパク質制限（0.64g/kg 体重/日）単独群と比較し，筋力トレーニング併用群でサルコペニア指標が改善した．透析患者に対する身体トレーニングの効果をまとめたシステマティックレビュー，メタ解析では，レジスタンス運動と有酸素運動により握力，歩行速度が改善した[10]．透析患者を対象に経腸栄養剤投与単独と下肢筋力トレーニング併用の効果を比較した RCT では，経腸栄養剤により骨格筋量は増加したが，下肢筋力トレーニング併用による骨格筋量のさらなる増加はみられなかった．ほとんどが小規模の検討ではあるが，CKD に対する運動・栄養補充が身体的フレイルを予防する可能性がある．

おわりに

　以上，生活習慣病とフレイルとの関係，治療への影響，食事・運動療法や薬物治療によるフレイルへの影響について，特に糖尿病，高血圧，またこれらが大きく影響する CKD を中心に述べた．2017 年以降，糖尿病を皮切りに生活習慣病関連の治療ガイドラインの改訂が順に進められているが，糖尿病，高血圧以外の生活習慣病のフレイルに関するエビデンスはほぼないと言って良く，フレイルが知られるようになる前から身体機能低下や栄養管理や運動療法の是非が問題となっていた CKD などの病態における報告は一定

数存在することから，今後フレイルの浸透に伴い，糖尿病，高血圧を含め生活習慣病管理によるフレイル予防を目的とした研究は増えると考えられる．

文献

1) Zaslavsky O, Walker RL, Crane PK, et al. Glucose levels and risk of frailty. J Gerontol A Biol Sci Med Sci. 2016; 71: 1223-9.
2) Morley JE, Malmstrom TK, Rodriguez-Mañas L, et al. Frailty, sarcopenia and diabetes. J Am Med Dir Assoc. 2014; 15: 853-9.
3) Odden MC, Peralta CA, Haan MN, et al. Rethinking the association of high blood pressure with mortality in elderly adults: the impact of frailty. Arch Intern Med. 2012; 172: 1162-8.
4) Walker SR, Gill K, Macdonald K, et al. Association of frailty and physical function in patients with non-dialysis CKD: a systematic review. BMC Nephrology. 2013; 14: 228-36.
5) 高齢者薬物療法のガイドライン作成のためのワーキンググループ：日本老年医学会編. 高齢者の安全な薬物療法ガイドライン 2015. 東京：メジカルビュー社；2015. p.29-30.
6) Lee CG, Boyko EJ, Barrett-Connor E, et al. Insulin sensitizers may attenuate lean mass loss in older men with diabetes. Diabetes Care. 2011; 34: 2381-6.
7) Warwick J, Falaschetti E, Rockwood K, et al. No evidence that frailty modifies the positive impact of antihypertensive treatment in very elderly people: an investigation of the impact of frailty upon treatment effect in the Hypertension in the Very Elderly Trial（HYVET）study, a double-blind, placebo-controlled study of antihypertensives in people with hypertension aged 80 and over. BMC Med. 2015; 13: 78.
8) Williamson JD, Supiano MA, Applegate WB, et al. Intensive vs standard blood pressure control and cardiovascular disease outcomes in adults aged ≥ 75 years: a randomized clinical trial. JAMA. 2016; 315: 2673-82.
9) Onder G, Penninx BW, Balkrishnan R, et al. Relation between use of angiotensin-converting enzyme inhibitors and muscle strength and physical function in older women: an observational study. Lancet. 2002; 359: 926-30.
10) Heiwe S, Jacobson SH. Exercise training in adults with CKD: a systematic review and meta-analysis. Am J Kidney Dis. 2014; 64: 383-93.

〈杉本 研　楽木宏実〉

4 社会参加によるフレイル予防

POINT OF STUDY

❶ フレイルは，身体的・精神心理的側面に加えて，社会的側面をも含めた多面的な要素で構成されている.

❷ 高齢者の社会参加のステージは重層的であり，求められる生活機能や社会的責任により高次から低次へと階層構造をなす.

❸ フレイル改善・予防介入は運動，栄養，社会参加を組み合わせた手法が有効であるが，地域特性を考慮する必要がある.

はじめに

　近年，フレイルは身体心理的問題に加えて，社会的側面も重視されている（日本老年医学会 2014 年）. この概念は，WHO（1946）が提唱する「健康とは単に病気でない，虚弱でないというのみならず，身体的，精神的そして社会的に完全に良好な状態を指す」という健康の定義にも整合している. しかし，現時点では，社会的フレイルの定義は統一されていない.

　そこで，我々は，外出頻度や同居家族外との接触頻度のきわめて少ない状態を，操作的に社会的フレイルの指標として，これらの重積が生活機能低下，転倒および総死亡に与える影響について報告してきた.

　一方，Gobben ら（2010）[1] の"Integral conceptual model of frailty"では，身体的・心理的・社会的フレイルが相互に影響し合いながら負の健康アウトカムに至ることを示している. ここでは，こうした負の循環の起点として，社会的フレイルを位置づけ，社会参加を促す介入手法について提示する.

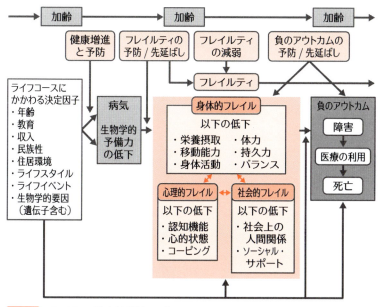

図1 フレイルの統合的概念モデル
(Gobbens RJ, et al. J Am Med Dir Assoc. 2010; 11(5): 344-55[1]) を西 (2015) が翻訳)

社会参加のステージと社会関係

　社会参加 (social participation) についての統一された語義はないが，実践的な活動と置き換えた場合には，「他者との相互関係を伴う活動に参加すること」と定義すると考えやすい[2]．本稿では，高齢者の社会参加・社会貢献を productivity の理論[3] に基づき操作的に (1) 就労，(2) ボランティア活動，(3) 自己啓発（趣味・学習・保健）活動，(4) 友人・隣人等とのインフォーマルな交流，(5) 要介護期のデイ（通所）サービス利用の5つのステージを定義する．

　こうした高齢者の社会参加のステージは重層的であり，求められる生活機能や社会的責任により高次から低次へと階層構造をなす．例えば，金銭的報

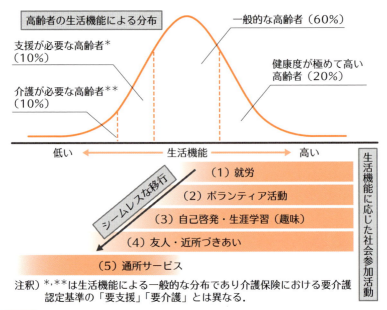

図2 高齢者の生活機能（＝健康度）による分布と社会参加活動の枠組み

酬による責任が伴う就労を第一ステージとすると，就労が困難になった者の主な社会参加のステージは，次に原則として無償の社会貢献である第二ステージのボランティアへ移行する．他者への直接的な貢献に負担を感じるようになると第三のステージである自己啓発（趣味・生涯学習）活動へと移行する．趣味・稽古ごとといった自己啓発活動は原則として団体・グループ活動である．さらに，生活機能が低下すると，これらの制約に縛られない第四ステージの友人・知人などとの私的な交流や近所づきあいへと移行することが望ましい．さらに，要支援・要介護状態に進むと受動的な社会参加も可能である第五ステージの通所サービス（デイサービス）や地域のサロン，カフェの利用へと移行する．

このような移行のプロセスは，社会的責任とそれに伴う活動継続における難易度という視点からも妥当であると考えられる．また，社会参加の基盤には，社会的役割や社会関係がある．本稿では，人との繋がりや交流という側面を「社会関係（social relationships）」[4]とよぶ．さらに，社会関係は，友

人や知人の数といった社会的ネットワークに代表される構造的側面と対人的な資源やサービスのやり取りを表す社会的サポートに代表される機能的側面に大別される.

インフォーマルな社会関係と健康

　Productivityモデルの第四ステージである友人・隣人等とのインフォーマルな交流による社会参加については，必ずしもグループ・団体活動に属する必要がない．むしろ，先述の社会関係の重要性が強調される．

　外出頻度が週に1回以下の場合を「閉じこもり」とし，身体的理由によって外出できない「タイプ1」と，心理的理由によって外出できない「タイプ2」に分類する．「タイプ1」は身体的問題を除けば外出意欲はあるので，介助や器具などの補助手段により外出頻度を増やせる．しかし，「タイプ2」は心理社会的理由のため，単純な声かけや物的支援だけでは外出頻度を増やしにくいという実情がある．まずは外出の頻度を増やすとして次にその内容が問われる．単独行動で人とのコミュニケーションを伴わない外出は，孤立している状態と同じである．毎日外出して孤立もしていない男女を基準におくと，男性は毎日外出していても，孤立していると4年後に生活機能の低下が約2倍になる．逆に女性は孤立していなくても，外出頻度が1日1回以下だと生活機能の低下リスクが約1.6倍になる．つまり，男性は交流なき外出に気をつけ，女性は外出なき交流に留意することが大切である[5]．

社会参加によるフレイル予防

　上記の社会参加のステージのうち，フレイル改善・予防の対象となる高齢者は主として，就労，ボランティアや自己啓発活動といった社会参加活動については引退・躊躇しており，友人・隣人等とのインフォーマルな交流はあ

る程度維持されている人であり，外出や社会関係の維持に努めるべきレベルと想定される．一方，フレイルは，身体的・精神心理的側面に加えて，社会的側面をも含めた多面的な要素で構成されている．したがって，運動や栄養を単独でターゲットとした介入ではなく運動，多様な食品摂取による栄養，外出や交流を促進する社会参加を組み合わせた複合的介入が注目されている．

埼玉県鳩山町において2010年から開始された鳩山コホート研究の一環として運動，栄養，社会参加の3つの要素から構成されるフレイル改善を目的とした複合プログラムを考案・導入し無作為割付けクロスオーバー法を用いた介入試験が実施された[6]．同複合プログラムは週2回，3カ月間，全22回（100分/回）集会式で実施された．そのコンテンツは60分の運動と30分の栄養または心理・社会プログラムからなる（栄養および心理・社会プログラムは隔回実施）．

介入の結果，「介護予防チェックリスト（簡易フレイル指標）」[7]におけるフレイルの該当率が減少すると共に，身体面ではTimed Up and Go test，心理・社会面では抑うつ尺度（GDS-15），栄養面では食品摂取多様性得点のいずれもが有意に改善を示した．さらに，介入終了3カ月後もこれらの改善効果は持続していた．同プログラムのfeasibilityは優れており，地元自治体におけるプログラムとしても実装されている．

まとめと展望

運動，栄養，社会参加の3つの要素から構成される複合プログラムはフレイルの改善・予防に対して有効であることが示された．一方では，画一的な手法では他の地域にうまく波及しない可能性がある．なぜなら，フレイル改善・予防の対象となる高齢者の日常生活圏域はさほど広くなく，中学校圏域ないし地域包括支援センターの管轄域が想定される．こうした日常生活圏域における人的・地域資源や文化風土といった地域特性の影響が大きく反映されるからである．今後は，その地域の住民や行政，専門職，企業などの多様

な関係者（ステークホルダー）が協働して実際の社会的課題の解決を図るアクションリサーチ[8]を介入手法として採用し，それぞれの地域に適合する手法を探索しつつフレイル改善・予防の取り組みを推進する必要がある．

文献

1) Gobbens RJ, van Assen MA, Luijkx KG, et al. The tilburg frailty indicator: psychometric properties. J Am Med Dir Assoc. 2010; 11: 344-55.
2) Levasseur M, Richard L, Gauvin L, et al. Inventory and analysis of definitions of social participation found in the aging literature: proposed taxonomy of social activities, Social science & Medicine. 2010; 71: 2141-9.
3) Kahn RL. Productive behavior: assessment, determinants, and effects, Journal of American Geriatric Soc. 1983; 31: 750-7.
4) Antonucci TC, Sherman AM, Akiyama H. Social networks, support, and integration, Encyclopedia of Gerontology. 1996; 2: 502-15.
5) Fujiwara Y, Nishi M, Fukaya T, et al. Synergistic or independent impacts of low frequency of going outside the home and social isolation on functional decline: A 4-year prospective study of urban Japanese older adults. Geriatr Gerontol Int. 2017; 17: 500-8.
6) Seino S, Nishi M, Murayama H, et al. Effects of a multifactorial intervention comprising resistance exercise, nutritional and psychosocial programs on frailty and functional health in community-dwelling older adults: A randomized, controlled, cross-over trial. Geriatr Gerontol Int. 2017 Apr 10. doi: 10.1111/ggi.13016.
7) 新開省二, 他.「介護予防チェックリスト」の虚弱指標としての妥当性の検証. 日本公衆衛生雑誌. 2013; 60: 262-74.
8) Seino S, Kitamura A, Tomine Y, et al. A community-wide intervention trial for preventing and reducing frailty among older adults living in metropolitan areas: Design and baseline survey for a study integrating participatory action research with cluster trial. J Epidemiol. in press.

〈藤原佳典〉

5 口の健康とフレイル予防

POINT OF STUDY

❶ オーラルフレイルを理解する.
❷ 口腔機能評価について理解する.
❸ ROAG などの口腔スクリーニングを行い,聞き取りや会話の中からフレイルを予防し,何かあれば対策を講じていく.
❹ かかりつけ歯科をもち,定期的にメンテナンスを受けるよう勧めていく.

はじめに

　最良の栄養療法は経口摂取である.咀嚼し,味わい,心身共に満足感を得ることは人生の楽しみの一つである.そして語らい,笑い,表現する器官でもある口腔の働きは,QOL においても計り知れない可能性を秘めている.

　わが国の高齢者における口腔領域へのヘルスプロモーションとして,8020運動が展開されている.超高齢化社会において 8020 達成者は増加の一途を辿り,平成 28 年度歯科疾患実態調査において 20 本以上の歯を有する割合は,平成 5 年では 2.8％であったのが,平成 28 年では 51.2％に増加している[1].

　一方で,残存歯 20 本以下では食事への楽しみが減りやすく,低栄養に傾きやすいなど,口腔機能低下は食の偏りだけでなく,ひいては様々な身体機能低下にまで強く関連していることも明らかとなり,多岐にわたる口腔機能を幅広い視点でみるという新たな考え方への変換がなされつつある.飯島らはフレイルの早期の段階からの軽微な口腔機能低下を「オーラルフレイル」として提唱している[2,3].また,田中らは 2,011 人の本邦の地域在住自立高齢者を対象とした最新の長期縦断追跡コホート研究(柏スタディ)において,オーラルフレイルは身体的フレイルのみならず,サルコペニア,総死亡のリ

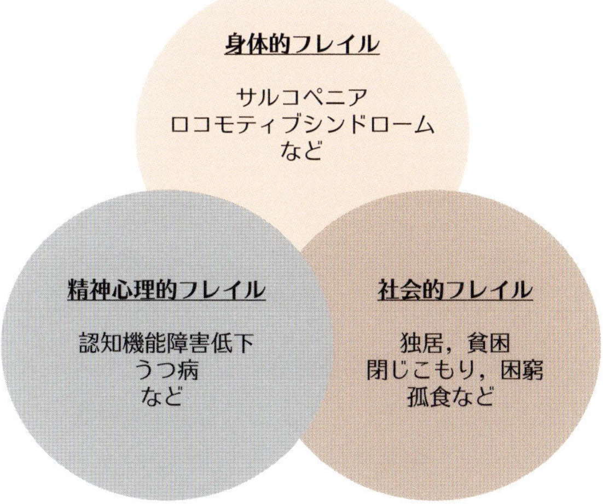

図1 ヒトはどの側面が弱っていくのか
(飯島勝矢. 日本補綴誌 Ann Jpn Prosthodont Soc. 2015;7: 92-101[2) より改変)

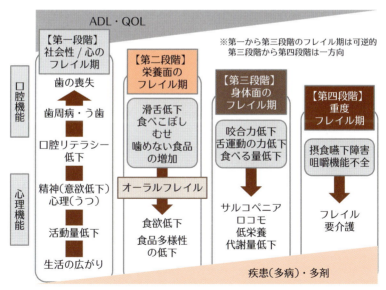

図2 高齢者の「食」から考える虚弱フロー (文献2) より改変)
(飯島勝矢. 日本補綴誌 Ann Jpn Prosthodont Soc. 2015;7:92-101[2)より改変)

5. 口の健康とフレイル予防

スクと有意な関連を認めている[4]．

オーラルフレイルは，社会的，身体的，心理的の3要因を大きな柱とし，図1，多剤服用，疾患やQOLと口腔機能の関連についても示されている．高齢者の「食」から考えるオーラルフレイル期を 図2 に示す．

❖

フレイルサイクルと口腔を取り巻く問題

Xueらにおいて低栄養は，活動量の低下，消費エネルギーの減少，筋肉量の減少などを引き起こし，それらがまた低栄養を悪化させるという悪循環を「フレイルサイクル」と定義づけているが[5]，フレイル予防において口腔機能は重点をおくべき項目といえる．フレイルサイクルと口腔を取り巻く問題との関連を 図3 に示す．

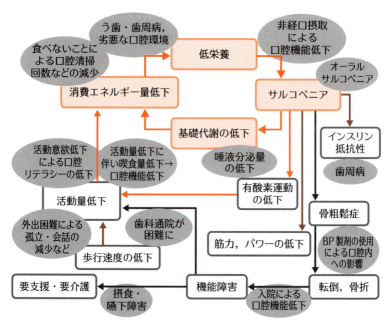

図3 フレイルサイクルに伴う口腔の問題（筆者作図）

オーラルフレイルにおける要因は多様であり 図1 ， 図2 ， 図3 ，社会的・身体的・心理的変化に伴い，口腔機能低下をきたすことも多く，オーラルフレイルに対する概念を理解しておくことは必須といえる．またオーラルフレイルの状態は可逆性であり，対策を講じていけば改善の可能性は十分にあるといえるが，この状態を見逃してしまうと要介護状態へ陥ることも少なくない．オーラルフレイルの兆候や進行に気づき，専門職に繋げるためのアプローチや，予防，改善へ導く取り組みが必要である．

❖

口腔機能の簡便，見える化スクリーニング

　フレイルの高齢者はそのサインを見逃したり，ましてや入院ともなると心身機能は悪化の一途をたどる可能性が高い．絶飲食ともなると機能低下も深刻となる．このような状態を未然に防ぐためには，歯科職種のみならず，多くの眼で，簡便で，短時間で施行可能で，情報共有が容易な「見える化できる」評価ツールを用いて，必要時には専門職種に繋いでいくことが望ましい．オーラルフレイルのスクリーニング方法についていくつかを示す．

　厚生労働省老人保健健康増進等事業「食（栄養）および口腔機能に着目した加齢症候群の概念の確立と介護予防（虚弱化予防）から要介護状態に至る口腔ケアの包括的対策の構築に関する研究」報告書（平成26年3月）より提案されたポイントでは，①咬合の状態，②咀嚼力評価，③舌機能評価，④嚥下機能評価，⑤口腔乾燥評価，としており[4]，柏スタディにおいて，①滑舌の低下：オーラルディアドコキネシス/Ta/＜6.0（回/s），②お茶や汁物でのむせ，③さきいか・たくあんくらいの固さの食べ物が噛めない，の3項目のうち，2項目以上該当の場合をオーラルフレイルと定義すると，オーラルフレイルは18％，プレ・オーラルフレイルは40％存在し，オーラルフレイルに属すると，サルコペニア危険度は2.8倍，ロコモ度1，2はそれぞれ2.4倍と2.8倍，低栄養リスクは1.8倍，食欲低下は3.2倍に，食品多様化性低下は1.6倍となるとの報告がある[4]．

　当院では入院直後に患者全員に口腔スクリーニングを行い，口腔スクリー

ニングには ROAG（Rivised Oral Assessment Guide，改訂口腔アセスメントガイド）を採用している．ROAG は口腔機能を包括的に評価するツールであり，口腔機能を声，嚥下，口唇，歯・義歯，粘膜，歯肉，舌，唾液の8つの項目で評価を行う[6] 表1 ， 表2 ．口腔機能評価に対する多職種間での信頼性と妥当性が示されているが[6,7]，現時点では日本語訳版がないため，表1 には筆者らが翻訳したものを示している．ROAG は歯科従事者でなくとも短時間で完結可能となる簡便なツールであり，様々なシチュエーションで使用するのに有用である．

ROAG で評価した口腔機能障害は，MNA-SF で評価した栄養障害と密接な関係を認めており，低栄養群では重度の口腔機能障害を有する割合が多いことが示されている[8]．

ROAG などの簡便なツールを用いて口腔機能のスクリーニングを行い，

表1 ROAG（改定口腔アセスメントガイド）筆者日本語訳

Reviced Oral Assessment Guide			
項目	スコア 1	スコア 2	スコア 3
声	正常	低い or かすれた	会話しづらい or 痛い
嚥下	正常な嚥下	痛い or 嚥下しにくい	嚥下できない
口唇	平滑でピンク	乾燥 or 亀裂 and/or 口角炎	潰瘍 or 出血
歯・義歯	清潔で食物残渣なし	一部に歯垢や食物残渣，う歯や義歯の損傷	全般的に歯垢や食物残渣
粘膜	ピンクで潤いあり	乾燥，赤や紫，白色への変化	著しい発赤，厚い白苔，水泡や潰瘍
歯肉	ピンクで引き締まっている	浮腫，発赤	指圧迫で容易に出血
舌	ピンクで潤いがあり乳頭あり	乾燥，乳頭消失，赤や白色への変化	非常に厚い白苔水泡や潰瘍
唾液	ミラーと粘膜の間に抵抗なし	抵抗が少し増す	抵抗が増し，ミラーが粘膜につく

(Anderson. IJH 2004)

表2 R.ROAG 各スコアについての解釈
筆者らは13点以上を介入必須と評価している．

Revised Oral Assessment Guide	
ROAG 総スコア	解釈
8	口腔問題なし
9-12	軽度〜中等度の口腔問題
13-24	重度の口腔問題

Anderson. IJH 2004
非歯科職種使用の信頼性と妥当性
(Ribeiro. Gerodontology 2014, Ottenbacher. APMR 1996)
日本語版（白石．JJSPEN 2016）

早期の対応を講じていくことは，口腔機能を良好に維持していくために重要である．

オーラルフレイルの予防

　オーラルフレイルは口腔だけの問題ではない．様々な要因が重なり口腔の脆弱性は加速度を増して進行する．そのため，①早期に口腔のSOSサインに気づき，②早期対策を講じること，などでオーラルフレイルを予防し，口の健康を維持すべきである．さらに，③口腔機能のスクリーニングを定期的に行い，④異常所見があれば直ちに歯科受診を勧める，ことも肝要である．問診での会話もとても重要であり，社会的背景や，生活習慣などを把握できる．かかりつけ歯科医をもつことも重要である．日常での嚥下体操や口腔の体操なども，口腔機能の維持向上のために積極的に実施すべきである．

おわりに

　我々医療，介護職種は，専門領域だけではなく，身体的，社会的要因といった，全人的な背景も視野に入れ，様々なリソースを取り入れていくこと

が求められている．幅広い視点から高齢者の食べる機能においての支援や，オーラルフレイル予防において何ができるか，日々考えていきながら実践していくべきである．一歩先を見据えた関わりが超高齢化社会に求められている．そこには無限の可能性が秘められていることを忘れてはならない．

文献

1) 平成28年度歯科疾患実態調査の概要．厚生労働省．
2) 飯島勝矢．虚弱・サルコペニア予防における医科歯科連携の重要性：～新概念［オーラルフレイル］から高齢者の食力の維持・向上を目指す～．日本補綴会誌 Ann Jpn Prosthodont Soc. 2015；7：92-101.
3) Tanaka T, Iijima K, et al. Oral frailty as a risk factor for physical frailty and mortality in commnity-dwelling elderly. The Journals of Gerontology: Series A. glx225. http//doi. Org/10.1093/Gerona/glx225. Publishd: 17 November 2017.
4) 飯島勝矢，他．厚生労働省老人保健健康増進等事業「食（栄養）および口腔機能に着目した加齢症候群の概念の確立と介護予防（虚弱化予防）から要介護状態に至る口腔ケアの包括的対策の構築に関する研究」報告書．平成26年度　老人保健事業推進費等補助金老人保健健康増進等事業．平成27年3月．
5) Xue Q, Bandeen-Roche K, et al. Initial manifestations of frailty criteria and the development of frailty phenotype in the Woman's Health and Aging study Ⅱ. J Gerontol A Biol Sci Med Sci. 2008; 63: 984-90.
6) Eilers J, Berger AM, Petersen MC. Development, testing, and application of the oral assessment guide. Oncol Nurs Forum. 1988; 15: 325-30.
7) Ribeiro MT, Ferreira RC, Vargas AM, et al. Validity and reproducibility of the revised oral assessment guide applied by community health workers. Gerodontology. 2014; 31: 101-10.
8) 白石　愛．高齢入院患者における口腔機能障害はサルコペニアや低栄養と関連する．日本静脈経腸栄養学会雑誌．2016；31（2）：711-7.

〈白石　愛〉

ホルモンとフレイル予防

POINT OF STUDY

❶ ホルモンとフレイルの間には密接な関連がある.
❷ 病的ホルモン異常によるフレイルは適切な治療により改善する.
❸ 運動による内因性ホルモン活性化はフレイル予防に効果的である.
❹ ホルモン補充療法によるフレイル予防と治療は未確立である.

はじめに

　ホルモンと骨格筋量は加齢と共に並行して変化し，フレイルを引き起こすことが知られている．基礎的研究では老齢マウスと若齢マウスにお互いの血清を共有させると，老齢マウスにおいても，骨格筋が損傷された際に活性化し筋肉の再生を促す，筋サテライト細胞が増殖し，若齢マウスと同程度までになる．これにより老齢マウスの筋線維化を改善することが報告され，加齢による骨格筋の変化は，細胞そのものより老齢マウスにフレイルを引き起こすホルモンを含めた液性因子の影響を受けることが示されている[1]．ヒトを対象とした臨床研究ではテストステロン，デヒドロエピアンドロステロン（dehydroepiandrosterone；DHEA）とその硫化塩である DHEA-S，成長ホルモン，グレリンなどの多くの種類のホルモンが加齢と共に変化し，この変化したホルモンがフレイルと関連していることが知られている．これらのホルモンに対するホルモン補充療法がフレイルを改善するかどうか数多く研究されており，その一部でフレイル改善効果を認める報告もある．また，加齢によるホルモン変化だけではなく，病的なホルモン異常でもフレイルは誘発され，ホルモンとフレイルの間には密接な関連が存在する 図1 ．

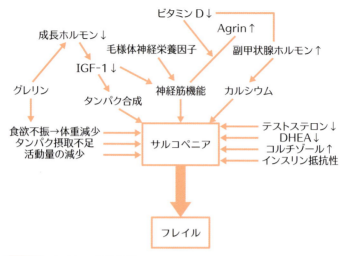

図1 フレイルの病態生理
(Morley JE, et al. Endocrinology and Metabolism clinics of North America. 2013; 42: 391-405[2] より)
IGF-1; Insulin like growth factor-1, DHEA; Dehydroepiandrosterone, IL-6; Interleukin 6, TNFα; Tumor necrosis factor alpha.

病的ホルモン異常とフレイル

　フレイルと関連する病的なホルモン異常としては甲状腺ホルモン低下，副甲状腺ホルモン亢進による高カルシウム血症，副腎皮質ホルモン低下によるアジソン病，下垂体ホルモン低下やインスリン分泌能，インスリン抵抗性の悪化した糖尿病などがあげられる．これらのホルモン異常の多くは倦怠感，易疲労感，体重減少などフレイルそのものと同様の症状を呈し，しばしば見逃されることがある．高齢者のフレイルにおいてはこれらの治療可能なホルモン異常を見逃さないよう注意が必要である[2]．

テストステロンとフレイル

　テストステロンは男性において加齢と共に減少する．テストステロン低下は筋タンパク分解を亢進し，筋タンパク合成を障害する．このためテストステロンの減少は骨格筋量，筋力の減少と並行し，フレイルと関連することが多くの研究で示されている．横断研究，縦断研究のいずれの疫学調査でもテストステロンは筋量，歩行スピード，握力や膝伸展力と正の関連を認め，ランダム化比較試験においてもテストステロン補充療法はプラセボ群と比べ骨格筋量，筋力，身体機能のいずれも改善させる効果をもつことが示されている．一方で，テストステロンの水分保持効果により浮腫を生じ，心血管系イベントを増加させる．ランダム化比較試験でテストステロン投与群はプラセボ群と比較し心血管系イベントのリスクがオッズ比 10.6（95% CI: 1.3-84.5）と上昇し，その副作用から臨床試験が倫理委員会から中止勧告を受けたこともある[3]．

　選択的アンドロゲン受容体修飾薬（selective androgen receptor modulator；SARM）は前立腺刺激作用も含めたテストステロンの骨格筋以外への作用を減らした薬剤である．わが国でも男性の性腺機能低下症（late-onset hypogonadism；LOH 症候群）にすでに実臨床で使用されている．しかしながら，フレイルの改善効果に対する科学的根拠は乏しく，今後の研究の発展が望まれる．

　運動による内因性テストステロン上昇効果は基礎研究でも臨床研究でも報告されており，テストステロン補充だけでなく，運動介入を同時に行う重要性も示唆している 図2 [4]．

　DHEA と，DHEA-S は加齢と共に減少し，筋量と正の関連をしているが，フレイルとの関連は限定的である．

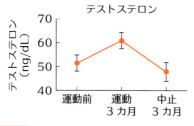
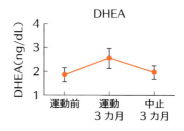

図2 テストステロン，DHEA と運動効果
(Akishita M, et al. J Am Geriatr Soc. 2005; 53: 1076-7[4] より)
平均84歳の高齢女性に週2回，30分の運動介入を行ったところ，テストステロン，DEHA が上昇した．しかしながら，運動を中止すると運動前の値に戻る．
DHEA; Dehydroepiandrosterone

成長ホルモン，インスリン様成長因子-1 とフレイル

　成長ホルモン，インスリン様成長因子-1（insulin like growth factor-1；IGF-1）は加齢と共に減少する．IGF-1 は筋肉と肝臓で産生され，成長ホルモンは主に肝臓から分泌される IGF-1 を制御する．基礎研究によって IGF-1 の発現を高めるとホスファチジルイノシトール3-キナーゼ（PI3K）-Akt，mammalian target of rapamycin（mTOR）系を介してタンパク合成を亢進し，タンパク分解を抑制することが示され，さらに筋量と筋力を上昇させることが報告されている．

　成長ホルモン，IGF-1 に対するそれぞれのホルモン補充療法を行った臨床研究があるが，現在のところ，効果は限定的である．筋量は増加させるものの，筋力，歩行スピードや階段昇降能力などの身体機能，生活の質（QOL）は改善が見られていない．特に女性では効果が低く，逆に心血管系のリスクを上昇させ，死亡率を上昇させたと報告され，フレイルに対するホルモン補充療法の確立には至っていない[5]．

　運動は成長ホルモン分泌を促進し，血中 IGF-I 増加と共に，筋タンパク質合成を促進する．他のホルモン同様に運動介入の重要性を示している．

グレリンとフレイル

グレリンは主に胃から産生され，食欲亢進作用をもつ．成長ホルモン，IGF-1 の分泌亢進作用も有し，骨格筋量を増加させる．グレリンやグレリン類似物質投与を行った研究では食欲，除脂肪体重，握力や short physical performance battery（SPPB）が改善し，転倒を減らしたとの報告している．これらの結果は，グレリンの食欲亢進作用による栄養状態改善効果が主であるか，成長ホルモン，IGF-1 増加による作用が主なのか，あるいは両者によるものかは一定の見解を得ていない．

グレリンやグレリン類似物質によるフレイル予防効果はいくつか報告されているものの，現在は臨床応用にまでは至っておらず，今後のさらなる研究が期待される．わが国からの研究において漢方薬の六君子湯がグレリン分泌を促し，食欲亢進作用をもつとする報告もある．

複合的ホルモンとフレイル

単独のホルモン低下だけでなく，複合的なホルモン低下がフレイルとより関連していることも知られている．平均 74 歳の地域在住女性を 494 人横断的に調査した研究ではフリーテストステロン，DHEA-S，IGF-1 の 3 つのホルモンのうち，2 つ以上のホルモン低下はプレフレイルのオッズ比が 2.25（95% CI: 1.12-4.53），フレイルのオッズ比が 2.79（95% CI: 1.06-7.32）と上昇し，それぞれ単独のホルモン低下よりオッズ比が高く，フレイルとより関連していた 図3 [6]．他の研究で男性でも同様の結果が示されており，単独のホルモンだけではなく，複合的なホルモン低下によりホルモンとフレイルの関連は説明されるべきだと考えられる．

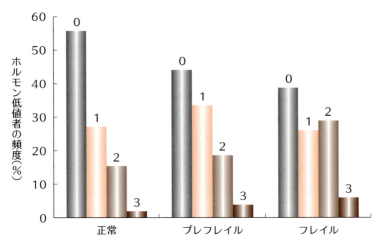

図3 フレイルとホルモン異常の数
(Cappola AR, et al. J Gerontol A Biolo Sci Med Sci. 2009; 64: 243-8[6]より)
正常，プレフレイル，フレイルの順でホルモン正常者（図中の0）の割合が高く，逆にテストステロン，Dehydroepiandrosterone（DHEA），Insulin like growth factor-1（IGF-1）の3つのホルモンのうち，2つ以上（図中の2, 3）のホルモン低値の割合が低い．

その他のホルモンとフレイル

　インスリン分泌能低下やインスリン抵抗性がフレイルとの関連している報告や，レニン-アンギオテンシン系とフレイルとの関連は多く報告されている（Ⅱ-3.「生活習慣病の管理によるフレイル予防」参照）．
　他にもミオスタチンやアクチビンがフレイルと関連しているとの報告があるが，これらのサイトカインの制御による治療法は臨床応用されていない．

まとめ

　ホルモンとフレイルとの間には密接な関連が示されており，疾病や加齢に伴うホルモン変化がフレイルを引き起こす．疾病に伴う病的ホルモン異常は治療により改善ができ，見逃さないよう注意が必要である．加齢に伴うホルモン変化によって引き起こされたフレイルは運動療法による内因性のホルモ

ン活性化により改善効果が認められており，運動や栄養によるフレイル予防を行うことが推奨される．ホルモン補充療法によるフレイル予防や治療に関しては効果と副作用の観点から実臨床への応用には至っておらず，今後の研究・発展が望まれる分野である．

文献

1) Conboy IM, Conboy MJ, Wagers AJ, et al. Rejuvenation of aged progenitor cells by exposure to a young systemic environment. Nature. 2005; 433: 760-4.
2) Morley JE, Malmstrom TK. Frailty, sarcopenia, and hormones. Endocrinol Metab Clin North Am. 2013; 42: 391-405.
3) Basaria S, Coviello AD, Travison TG, et al. Adverse events associated with testosterone administration. N Engl J Med. 2010; 363: 109-22.
4) Akishita M, Yamada S, Nishiya H, et al. Effects of physical exercise on plasma concentrations of sex hormones in elderly women with dementia. J Am Geriatr Soc. 2005; 53: 1076-7.
5) Sattler FR. Growth hormone in the aging male. Best practice & research Clinical endocrinology & metabolism. 2013; 27: 541-55.
6) Cappola AR, Xue QL, Fried LP. Multiple hormonal deficiencies in anabolic hormones are found in frail older women: the Women's Health and Aging studies. J Gerontol A Biolo Sci Med Sci. 2009; 64: 243-8.

〈柴崎孝二〉

7 サプリメントとフレイル予防

POINT OF STUDY

❶ 身体的フレイルの基盤にサルコペニアがある．
❷ サルコペニアの原因に，加齢による栄養や運動などの刺激に対する筋タンパク質合成反応の減弱（同化抵抗性）がある．
❸ アミノ酸は直接的に筋タンパク質の合成反応を引き起こすが，なかでもロイシンは筋タンパク質合成を増加させるシグナルとなる．
❹ ロイシン高配合必須アミノ酸サプリメントは高齢者の同化抵抗性を克服し，効率良く筋タンパク質合成を引き起こす．
❺ ロイシン高配合必須アミノ酸サプリメントの摂取は，運動との相乗的な効果により，高齢者の骨格筋量や筋力の増加，歩行速度の改善し，有効なサルコペニア・身体的フレイルの対策手段となり得る．

フレイルとサルコペニア

　加齢により多くの生理機能が減弱し，恒常性や健康を維持するための予備能が低下した状態を「フレイル（虚弱）」とよぶ．高齢者が身体機能障害や要介護状態に陥る前段階であり，適切な介入によって健康な状態に戻ることができる可逆的な状態とされている．フレイルには様々な要素があり，身体的なフレイルの他に，精神心理的フレイル，社会的フレイルがあるが，身体的フレイルについては，加齢による骨格筋量の減少と筋力・身体機能の低下と定義されるサルコペニアがその基盤となる．現在，サルコペニアの定義・診断には，1. 格筋量低下，2. 筋力低下，3. 歩行速度低下が用いられるが，フレイルの診断に用いられる Fried らの基準（1. 体重減少，2. 疲労

感，3．活動量低下，4．歩行速度低下，5．筋力低下）と共通する部分が多い．

　Fried らはまた，慢性栄養不足を原因としてサルコペニアが生じ，その骨格筋量の低下は筋力の低下，歩行機能の低下，さらに活動量の低下に繋がり，それらが相まってエネルギー消費量を低下させ，さらに栄養摂取量を低下させることにより，栄養不足を悪化させるという悪循環（フレイルサイクル）を提唱している．栄養不足とフレイルには相互に因果関係があり，それをサルコペニアが仲介していると考えられる．

骨格筋におけるタンパク質合成の
アミノ酸による促進

　我々人間の体内のタンパク質は，食事から摂取したタンパク質を一旦アミノ酸まで分解し，それを体内でタンパク質に再合成したものである．筋肉において，筋タンパク質の合成と分解が常に生じているが，成人では筋タンパク質の合成量と分解量のバランスのとれた状態であり，骨格筋の量は一定に保たれている．日常生活の中では食事と運動が，筋タンパク質の合成を引き起こす要因である．食事からのタンパク質の摂取によって，一過性に血中アミノ酸濃度が増加し，骨格筋タンパク質合成が促進される．アミノ酸の中でロイシンが筋タンパク質合成のトリガーとして筋細胞内の哺乳類ラパマイシン標的タンパク質複合体 1（mammalian target of rapamycin complex1：mTORC1）を活性化し，筋タンパク質合成を促進することが知られている．

　摂取するタンパク質の量を増加させれば，筋タンパク質の合成反応はより高まるが，その関係について解析した Moore らの論文[1]の結果を高齢者と若年者で比較し，図1 に模式的に示した．このタンパク質量と筋タンパク質合成の用量反応曲線が示すように，高齢者においては摂取タンパク質に対する筋タンパク質合成反応の低下があり，これがサルコペニアの原因として考えられる．複数の観察研究によって，タンパク質摂取量が多いほどサルコペニアまたはフレイルの発症リスクが低下することが報告されている．高齢

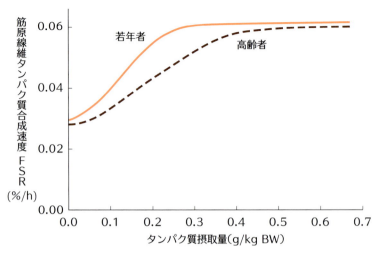

図1 タンパク質摂取量に対する筋タンパク質合成
(Moore DR, et al. J Gerontol A Biol Sci Med Sci. 2015; 70: 57-62[1]より作図)

者が骨格筋を健康に維持しフレイルを予防するためには，より多くのタンパク質の摂取が必要であると考えられる．しかし通常の食品で構成される食事によってタンパク質摂取量を増加させることは，他の栄養素とのバランスの問題から，また高齢者に一般にみられる食の嗜好性の変化や食欲の低下などにより困難な場合が多く，その場合はタンパク質やアミノ酸のサプリメントによる補充が有効である．特にアミノ酸は，より少量で有効な配合とすることが可能である．

高齢者の骨格筋における
ロイシン高配合必須アミノ酸の効果

　タンパク質を構成する20種のアミノ酸の中では，必須アミノ酸群が，高齢者の筋タンパク質合成促進に必要かつ重要であった．9種の必須アミノ酸の中では，前述のようにロイシンが，筋タンパク質合成のトリガーとなるが，ロイシンに対する筋タンパク質合成の反応は，加齢に伴って低下するた

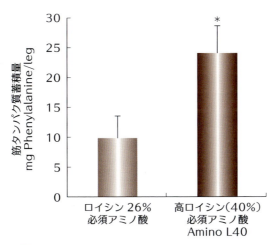

図2 高齢者におけるロイシン高配合必須アミノ酸による骨格筋タンパク質同化の促進（Katsanos CS, et al. Am J Physiol Endocrinol Metab. 2006; 291: E381-7[2])より作図）
*P < 0.05 vs ロイシン26％必須アミノ酸

め，ロイシンをより多量に摂取させることが有効と考えられる．しかしロイシンのみを単独で摂取した場合は，バリン，イソロイシンをはじめ，他の必須アミノ酸の血中濃度が低下し，筋タンパク質合成が維持されないため，必須アミノ酸を併せて投与したほうが良い．ホエイタンパク質の必須アミノ酸組成に合わせた必須アミノ酸混合物（ロイシン26％）に比べ，ロイシンの含量を約40％に高めたロイシン高配合必須アミノ酸（以下「Amino L40」）は，高齢者においてより大きな筋タンパク質合成反応を引き起こした 図2 [2]．さらに，ホエイタンパク質そのものと比較した場合は，わずか3gの「Amino L40」が，20gのホエイタンパク質と同等の筋タンパク質合成反応を引き起こした 図3 [3]．さらに最新の研究により，わずか1.5gの「Amino L40」の摂取でも筋タンパク質合成の増加反応を引き起こすことが判明した[4]．このようにロイシン40％配合必須アミノ酸「Amino L40」は少量でも効率的に高齢者の筋タンパク質合成促進に作用する．

「Amino L40」を摂るタイミングとしては，食事摂取への影響，また食事によるアミノ酸の吸収動態と筋タンパク質代謝への影響（食事によるタンパ

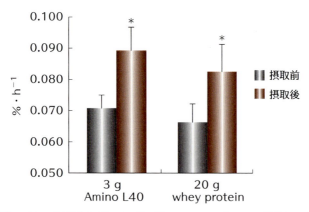

図3 ロイシン高配合必須アミノ酸(「Amino L40」)3gの摂取と,ホエイタンパク質20gの摂取による高齢女性の筋原線維タンパク質合成速度増加
(Bukhari SS, et al. Am J Physiol Endocrinol Metab. 2015; 308: E1056-65[3])より作図)
*$P < 0.05$ vs 摂取前

ク質摂取量が十分で筋タンパク質合成が最大化している場合は,アミノ酸摂取によるさらなる筋タンパク質合成促進が期待できない)が無い食間の摂取が適切である.運動を行う場合は,「Amino L40」を運動後に摂取することにより,筋タンパク質合成が促進されている時間が延長し[3],筋タンパク質合成量をより増大させる.

健康な日本人高齢者が,レジスタンストレーニングに併用して「Amino L40」を摂取した場合(3gの「Amino L40」を1日1回あるいは2回摂取,6カ月間),用量依存的な移動能力の改善が認められている.また,サルコペニアが顕在化している地域在住の日本人の高齢女性(75歳以上)を対象とし,3カ月間の筋力・バランス・歩行機能トレーニング(1週間に2回)と,「Amino L40」の継続的な摂取(3gを1日2回),およびそれらの組合せが,筋量,筋力,身体運動機能に与える影響を評価した無作為化比較対象試験(RCT)では,運動と「Amino L40」摂取は,筋量,筋力,歩行速度の改善について相乗的に作用し,全て有意に改善した 図4 [5].さらにこの研究の追跡調査を行った結果,運動と「Amino L40」摂取の介入により,4年後においても,非介入群と比べ,筋量・筋力・移動能力の低下が抑制さ

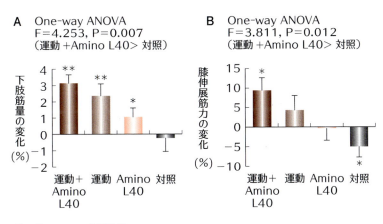
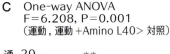
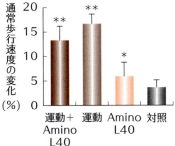

図4 日本人サルコペニア高齢女性における，3カ月間のロイシン高配合必須アミノ酸（「Amino L40」）摂取と運動トレーニングによる筋量，筋力，歩行機能の改善
(Kim HK, et al. J Am Geriatr Soc. 2012; 60: 16-23[5]) より作図）
A: 下肢筋量の変化率．B: 筋力（膝伸展力）の変化率．C: 通常歩行速度の変化率．

れ，転倒発生率の低下が認められ，介入の効果が長期間残存することが判明している．このように「Amino L40」摂取は，身体的フレイルの最大要因であるサルコペニアの予防に有用であり，特に運動との組合わせがより効果的である．

文献

1) Moore DR, Churchward-Venne TA, Witard O, et al. Protein ingestion to stimulate my-ofibrillar protein synthesis requires greater relative protein intakes in healthy older versus younger men. J Gerontol A Biol Sci Med Sci. 2015; 70: 57-62.

2) Katsanos CS, Kobayashi H, Sheffield-Moore M, et al. A high proportion of leucine is required for optimal stimulation of the rate of muscle protein synthesis by essential amino acids in the elderly. Am J Physiol Endocrinol Metab. 2006; 291: E381-7.

3) Bukhari SS, Phillips BE, Wilkinson DJ, et al. Intake of low-dose leucine-rich essential amino acids stimulates muscle anabolism equivalently to bolus whey protein in older women at rest and after exercise. Am J Physiol Endocrinol Metab. 2015; 308: E1056-65.

4) Wilkinson DJ, Bukhari SS, Phillips BE, et al. Effects of leucine-enriched essential amino acid and whey protein bolus dosing upon skeletal muscle protein synthesis at rest and after exercise in older women. Clin Nutr. in press.

5) Kim HK, Suzuki T, Saito K, et al. Effects of exercise and amino acid supplementation on body composition and physical function in community-dwelling elderly Japanese sarcopenic women: a randomized controlled trial. J Am Geriatr Soc. 2012; 60: 16-23.

〈小林久峰〉

III

フレイルを治す

1 運動によりフレイルを治す

POINT OF STUDY

❶ フレイルは可逆的な状態であり，運動などの適切な介入によって健常な状態へと改善させることが可能と考えられている．
❷ 運動は，身体的，精神心理的，社会的といったフレイルの各々の要素に対して有益に作用する可能性がある．
❸ 今後は，運動を広く展開できるような仕組み作りが重要であり，地域でフレイル高齢者に対応していく必要がある．

はじめに

　フレイルの重要な特徴として「可逆性」が挙げられる．フレイルは要介護の前段階として位置付けられ，近い将来，介護が必要な状態になるリスクが高い，一方で，適切な介入を実施することにより健常な状態へと改善することが示されている．フレイルの有病率は約10%とされ，このように多くのフレイル高齢者を要介護に進展させてしまうのか，それとも，健常な状態へと改善させるのかによって，社会保障に及ぼす影響は大きく異なる．そのため，フレイルの特徴を把握し，フレイル高齢者の要介護化進展を抑制し，強いては健常な状態へと改善させるような介入を実施する必要がある．

フレイルと運動

　フレイルには，身体的，精神心理的，社会的といった側面があり，それぞれの側面において運動が貢献できる可能性が示されている 図1 ．なかでも，身体的フレイルに対しては運動が直接的に作用し，身体機能の向上に寄

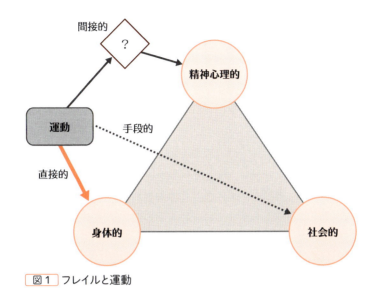

図1 フレイルと運動

与すると考えられている．一方で，精神心理的フレイルに対しては，運動による副次的な効果として認知機能の向上に寄与することが示されている．また，社会的フレイルについては，他の2つのフレイルとはやや異なり，運動という手段が閉じこもり対策や社会参加促進を促すきっかけとなる可能性が示されている．いずれにせよ，運動はフレイル対策の重要な要素であり，より効果的で，かつ，より汎用性の高いプログラムを浸透させていく必要がある．

身体的フレイルと運動

身体的フレイルに運動が有用であることは周知の事実であり[1]，運動を実施することによって運動機能向上効果，日常生活動作向上効果などが認められる．身体的フレイルには，いわゆる運動器の機能低下が包含されるため，骨格筋の加齢変化を示すサルコペニアとオーバーラップする部分が多い．そのため，筋力向上や骨格筋量増加など，骨格筋機能を向上させるような介入

が重要であり，レジスタンス運動が推奨されている．

　フレイル高齢者に対してレジスタンス運動を実施する際には，次に示す留意点があり，これらを遵守することで身体的フレイルの改善に寄与する．その留意点は，①運動単独ではなく栄養介入（特にタンパク質摂取）を併用する，②継続して運動を実施する，③低負荷でもよいので十分な運動量を実施するという3点である．

　まず，栄養介入の併用についてであるが，高齢者では筋タンパクの同化抵抗性が認められることから[2]，食事から十分量のタンパク質を摂取することが推奨されている．実際，レジスタンス運動単独よりも，レジスタンス運動にタンパク質摂取を併用した介入において筋力増強効果や骨格筋量増加効果が高いことが示されている．特に，このような運動と栄養の併用介入は，タンパク質摂取量が不足しがちなフレイル高齢者において重要視されている．

　トレーニング期間において筋力や骨格筋量は改善するが，トレーニングの休止によってこれらの効果は減弱もしくは消失することが知られている．12週間のレジスタンス運動と12週間および24週間のデトレーニング期間（トレーニング休止期間）を設けた研究をまとめると，12週間のレジスタンス運動によって獲得した筋力・骨格筋量の効果は，12週間のデトレーニングによって概ね半減し，さらに12週間（計24週間）のデトレーニング期間によってほぼ消失することが示されている 図2 ．このことから，デトレーニング期間を設けるのであれば，トレーニング期間と同等期間までとすることが推奨されているが，高齢者の場合にはインターバルでトレーニングを行うよりも，継続した運動の実施の方が重要であると考えている．

　3点目は，レジスタンス運動の効果は，負荷量，回数，セット数を乗じることで算出される仕事量に依存するため，低負荷のレジスタンス運動であっても回数とセット数を十分量担保することで高負荷運動と同等の効果が得られる可能性があるという点である[3]．特に，対象がフレイル高齢者である場合には，安全にトレーニングを実施することが重要であり，このような想定であれば低負荷で安全に実施できるトレーニングは汎用性が高く，地域で広く実施することが可能であると考えられる．

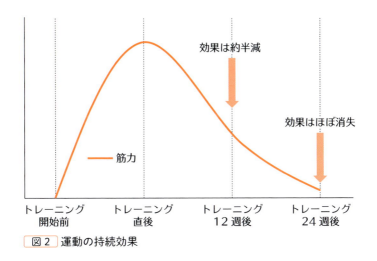

図2 運動の持続効果

精神心理的フレイルと運動

近年，運動による精神心理的フレイルの予防・改善効果が着目されており，複数のレビューでも運動と認知機能向上に関する効果が報告されている．もちろん，運動が身体機能に及ぼす効果量よりは小さいものの，認知機能に対しても確かな効果が示されている[4]．運動が認知機能を向上させるメカニズムについては不明な点も残されているが，概ね，運動（≒筋収縮）によって産生されるマイオカインが中枢神経系に作用することで，神経新生や血管新生それにシナプス可塑性を促進すると考えられている．

社会的フレイルと運動

運動が社会的フレイルに及ぼす影響については，運動が直接的に社会的フレイルに作用するのではなく，あくまで運動が手段となることで，閉じこもり対策や社会参加促進を促すきっかけとなる可能性が示されている．地域で広く展開される介護予防事業では，住民が主体となって運営する自主グルー

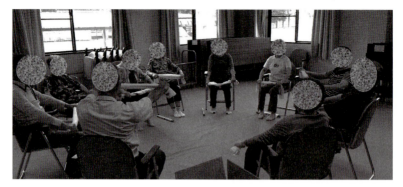

図3 自主グループ

プの設置が促進されており，フレイル高齢者でもこの自主グループに参加することでその後の要介護への進展を抑制することが示唆されている 図3 [5].

さらに，興味深いこととして，字単位の区画内にこのような自主グループがあることによって，グループには参加していなくてもその区画内に居住している方では，要介護への進展リスクが抑制される可能性が示されている．自主グループ活動やフィットネスクラブなどに参加する高齢者は，概ね運動への意欲が高く，健康増進に対して前向きな方が多い．介護予防で重要となるのは，このように運動への関心が高い層というよりはむしろ無関心層とよばれる方々であり，このような無関心高齢者では運動のみならず外出傾向も少なく社会的フレイルを有する場合が多い．ところが，区画内に自主グループがあることで，その区画内で運動への気運が高まり，このような無関心層にまでも運動の情報が伝達されることになる．結果，無関心高齢者が運動への興味をもち，運動を実行するような可能性が示されている．これが運動が手段となって社会的フレイルに寄与するというメカニズムであり，現在ではこのような運動のもつ様々な効果に期待が寄せられている．

おわりに

ここでも示したように，運動が種々の側面から高齢者の健康寿命延伸，フレイル対策に寄与するのは周知の事実である．今後，強く求められるようになるのは，より多くの高齢者が運動にアクセスできるような仕組みを形成す

ることであり，まさに多職種が一丸となってフレイルに向き合っていく必要
がある．

文献

1) Puts MT, Toubasi S, Andrew MK, et al. Interventions to prevent or reduce the level of frailty in community-dwelling older adults: a scoping review of the literature and international policies. Age Ageing. 2017 Jan 6. doi: 10.1093/ageing/afw247.［Epub ahead of print］.
2) Dideriksen K, Reitelseder S, Holm L. Influence of amino acids, dietary protein, and physical activity on muscle mass development in humans. Nutrients. 2013; 5: 852-76.
3) Csapo R, Alegre LM. Effects of resistance training with moderate vs heavy loads on muscle mass and strength in the elderly: A meta-analysis. Scand J Med Sci Sports. 2016; 26: 995-1006.
4) Suzuki T, Shimada H, Makizako H, et al. A randomized controlled trial of multicomponent exercise in older adults with mild cognitive impairment. PLoS One. 2013; 8: e61483. doi: 10.1371/journal.pone.0061483. Print 2013.
5) Yamada M, Arai H. Self-management group exercise extends healthy life expectancy in frail community-dwelling older adults. Int J Environ Res Public Health. 2017; 14. pii: E531. doi: 10.3390/ijerph14050531.

〈山田 実〉

2 栄養によりフレイルを治す

POINT OF STUDY
1. フレイルと栄養は密接に関連している．
2. タンパク質摂取とレジスタンス運動との併用はフレイルに効果的である．
3. フレイル予防・改善には栄養バランスの良い食事が注目されている．
4. 高齢者の栄養介入には多職種連携によるサポートが重要である．

フレイルと栄養

　現在，広く理解されている身体的なフレイルの基本的概念は，「加齢に伴って様々な要因が関与して生じ，複数の臓器・器官の機能低下によりストレスに対する脆弱性が増し，健康低下転帰（障害，要長期介護，死亡など）に陥りやすい状態」である．最もよく使用されるフレイルの診断は Fried らの提唱したものであり，身体的フレイルの定義として，1) 体重減少，2) 疲労感，3) 身体活動量の低下，4) 動作の緩慢さ（歩行速度低下），5) 筋力の低下，の 5 項目を診断基準としている．これに 3 項目以上該当する場合はフレイルとして診断し，1 または 2 項目だけの場合はフレイルの前段階であるプレフレイルと判断する 表1 [1]．

　図1 は Fried らの提唱したフレイルサイクルを改変したものである．低栄養が存在すると，サルコペニアに繋がり，活力低下，筋力低下・身体機能低下を誘導し，活動量，消費エネルギー量の減少，食欲低下をもたらし，さらに栄養不良状態を悪化させるというフレイルサイクルが構築される．このサイクルの提案により，フレイルは明らかに基礎代謝や，消費エネルギー量，摂取カロリーなどと密接に関わり，栄養とは切り離せないものといえる．

表1 Friedらによるフレイルの定義（Fried LP, et al. J Gerontol A Biol Sci Med Sci. 2001; 56: 146-56[1]）より改変）

① 体重減少
② 疲労感
③ 身体活動量の低下
④ 動作の緩慢さ（歩行速度低下）
⑤ 筋力の低下

上記の項目中3項目以上該当する場合はフレイルとして診断し，1または2項目だけの場合はフレイルの前段階であるプレフレイルと判断する．

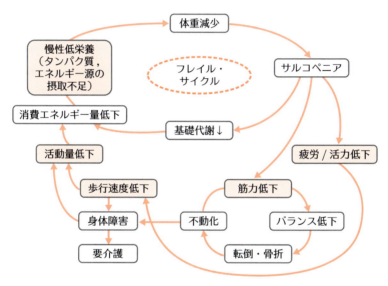

図1 フレイルサイクル（Fried LP, et al. J Gerontol A Biol Sci Med Sci. 2001; 56: 146-56[1]）より改変）

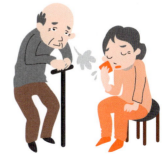

フレイルとタンパク質

　フレイルの予防・改善には筋力や筋肉量を維持・増加させることが重要であるが，骨格筋量，筋力，身体機能は，タンパク質摂取量に大きく関連する．また，フレイル予防および改善の観点から，栄養補給，レジスタンス運動（筋力トレーニング），または両方を組み合わせた介入研究は，国内外で多く報告されている．

　ミルクプロテインやアミノ酸などのサプリメントとして，フレイルまたはプレフレイル高齢者65人にタンパク質を補給する無作為介入試験が行われた．タンパク質30g含有の補助栄養剤を補給したところ，骨格筋量の増加は認められなかったものの，椅子からの立ち上がり機能の改善が認められ，身体機能は有意に改善した[2]．

　また日本人を対象とした，ロイシン高配合のサプリメントとレジスタンス運動を組み合わせた無作為介入試験の結果が報告された．サルコペニアがみられる75歳以上の155人の高齢女性を対象とし，レジスタンス運動（週2回のトレーニング）群，レジスタンス運動とサプリメント補給（ロイシン高配合の必須アミノ酸のサプリメント6g）群，サプリメント補給群，コントロール群で3カ月間の介入後，レジスタンス運動とサプリメントを組み合わせた群において，下肢筋量，歩行速度，膝伸展力が有意に改善したことを明らかにした．この結果は，アミノ酸（ロイシン）とレジスタンス運動の併用により，タンパク同化刺激作用が促進され，筋肉が改善する可能性を示唆している[3]．

　高齢者では同化抵抗性（タンパク合成効率の低下）が見られ，アミノ酸が筋肉に供給されたとしても筋肉のタンパク同化作用が成人に比較して弱い．そのため，骨格筋でのタンパク質合成を誘導するには一般成人以上にアミノ酸の血中濃度を上げる必要があり，十分なタンパク質の摂取が重要となる．

　フレイルの高齢者に対する栄養療法はいまだ確立されていないが，十分なエネルギーとタンパク質を摂取することが，フレイルの改善には有効である可能性がある．

フレイルとビタミン D

ビタミン D は，カルシウム代謝，骨代謝に密接に関わる．高齢者においては骨粗鬆症との関連が以前より注目され，腸管でのカルシウム吸収を促進し，骨形成および石灰化を促進することで知られる重要な栄養素である．加齢により慢性的にビタミン D 摂取量が不足し，また日照射量の減少によって皮膚でのビタミン D 産生量が低下すると，血中ビタミン D 濃度が低下する．このため，高齢者にはビタミン D 不足が多い．

ビタミン D 不足により II 型の筋肉繊維が萎縮する．また，高齢者では，タンパク質促進に関わる筋組織内のビタミン D 受容体量が減少している．ビタミン D 不足がサルコペニアの発症に関連する．ビタミン D は主に，きのこ，鶏卵，魚介類に多く含まれるが，食事のみからフレイルの予防を期待する量のビタミン D を摂取することは困難であるため，適度な日光浴は有効な手段である．

フレイルに関係のあるその他の微量栄養素

抗酸化作用に関連する栄養素の摂取量が少ないと，運動機能が低下し，フレイル状態に陥る可能性がある．イタリアでの 65 歳以上の高齢者を対象とした 3 年間の縦断研究では，フレイルの有無と栄養摂取状況の関連が調査された．フレイルと関連があったと報告された栄養素は，タンパク質のほか，抗酸化ビタミン（ビタミン C と E），ビタミン D，葉酸などであった 表2 [4]．

表2 摂取不足がフレイルに関連する特定栄養素
(Bartali B, et al. J Gerontol A Biol Sci Med Sci. 2006; 61: 589-93[4]) より改変)

摂取栄養素	エネルギー量調整なし OR (95% CI)	p	エネルギー量調整あり OR (95% CI)	p
タンパク質 (g/日)	1.75 (1.12-2.73)	0.014	1.98 (1.18-3.31)	0.009
鉄 (mg/日)	1.37 (0.87-2.14)	0.174	1.45 (0.85-2.47)	0.171
カルシウム (mg/日)	1.31 (0.83-2.07)	0.242	1.32 (0.81-2.14)	0.266
ビタミンD (μg/日)	2.27 (1.45-3.53)	0.002	2.35 (1.48-3.73)	0.001
ビタミンE (mg/日)	1.96 (1.25-3.07)	0.004	2.06 (1.28-3.33)	0.003
ビタミンA (μg/日)	1.57 (0.99-2.47)	0.053	1.56 (0.99-2.48)	0.057
ビタミンC (mg/日)	2.12 (1.34-3.36)	0.001	2.15 (1.34-3.45)	0.001
葉酸 (μg/日)	1.76 (1.12-2.75)	0.014	1.84 (1.14-2.98)	0.013
亜鉛 (mg/日)	1.04 (0.64-1.68)	0.887	1.01 (0.61-1.67)	0.969

(年齢, 性, 教育, 経済状態, 世帯構成, 喫煙状態, 疾患数, MMSE, BMI, 幸福感, で調整)

地中海食と日本食

　近年,個々の栄養素摂取よりも,食事の栄養のバランスが良いことが,フレイル発症の低下に繋がると注目されている.ヨーロッパの縦断的調査により,地中海食を遵守する高齢者にはフレイルの発生が低いと報告された[5].地中海食とは,地中海沿岸諸国の伝統的な食事様式で,全粒穀物,野菜,果物,豆類,ナッツ類,魚,チーズ,ヨーグルト,オリーブオイルなどを比較的多く摂取し,菓子,卵,鶏肉,牛肉は控えめに,さらに,食事中の適度な赤ワインと社会性,日々の運動が加わる.特に脂質

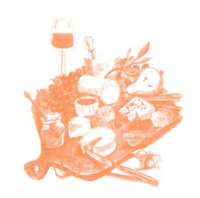

においては，オリーブオイルの特性から，飽和脂肪酸よりも一価不飽和脂肪酸（オレイン酸）の摂取が多いが，過剰摂取には注意を要する．

日本食は，伝統的な主食，主菜，副菜が揃った，栄養のバランスが良い世界でも広く認められた健康食である．一方で塩分が多いという欠点も指摘される．塩分を控える工夫をし，日々の食事から十分な栄養を摂ることが大切である．

フレイルと多職種連携

フレイルの概念は，身体的要因のみならず，環境要因を含んだ社会的側面，精神的側面および認知状態をも包括している．高齢者では，これらが相互に関連して栄養摂取に影響を及ぼすことが多い．認知的，社会的な状況も含めた背景を十分把握した上でのサポートが求められ，管理栄養士をはじめとして，看護師，ケアマネージャーを中心とする多職種連携が不可欠である．高齢者が地域に密着した社会性をもち，孤食にならず楽しく食事ができる環境を構築することが望ましい．

最後に

タンパク質や微量栄養素とフレイルの関連についてのデータは蓄積されつつあるがいまだ十分ではない．さらなる栄養介入に関する研究が待たれるが，タンパク質，微量元素の問題だけでなく，有効な栄養素を日々の食事から十分摂取するということがフレイルの予防，改善には重要である．

文献

1) Fried LP, Tangen CM, Walston J, et al. Cardiovascular Health Study Collaborative Research Group. Frailty in older adults: evidence for a phenotype. J Gerontol A Biol Sci Med Sci. 2001; 56: 146-56.
2) Tieland M, van de Rest O, Dirks ML, et al. Protein supplementation improves physical

performance in frail elderly people: a randomized, double-blind, placebo-controlled trial. J Am Med Dir Assoc. 2012; 13: 720-6.
3) Kim HK, Suzuki T, Saito K, et al. Effects of exercise and amino acid supplementation on body composition and physical function in community-dwelling elderly Japanese sarcopenic women: a randomized controlled trial. J Am Geriatr Soc. 2012; 60: 16-23.
4) Bartali B, Frongillo EA, Bandinelli S, et al. Low nutrient intake is an essential component of frailty in older persons. J Gerontol A Biol Sci Med Sci. 2006; 61: 589-93.
5) León-Muñoz LM, Guallar-Castillón P, López-García E, et al. Mediterranean diet and risk of frailty in community-dwelling older adults. J Am Med Dir Assoc. 2014; 15: 899-903.

〈大黒正志〉

3 摂食嚥下訓練からフレイル改善へ

POINT OF STUDY
❶ フレイル高齢者は誤嚥性肺炎・摂食嚥下障害のリスクを抱えている．
❷ サルコペニアの摂食嚥下障害という新概念．
❸ リハビリテーション栄養を取り入れ，栄養と活動量確保を行う．

はじめに

　フレイル高齢者は様々な疾病リスクにさらされている．特に，日本人の死亡原因第3位となっている肺炎の発症リスクとフレイルは密接な関係にある．身体的フレイルの診断に用いられる体重減少，活動量低下，身体能力の減弱などは，摂食嚥下障害と並び肺炎発症の要因であるとされる．また，摂食嚥下障害を認めるフレイル高齢者は，誤嚥性肺炎発症リスクが約10倍になるというメタ解析も報告されている[1]．つまり，摂食嚥下障害から回復することや，摂食嚥下障害発症を防ぐことがフレイル高齢者の健康にとって有益であると考えられる．フレイル高齢者のほとんどはサルコペニアを呈している[2]．近年注目され始めたサルコペニアの摂食嚥下障害について知ることで，フレイル高齢者に必要な対策を理解できる．

サルコペニアの摂食嚥下障害とは

　サルコペニアは，全身性に進行する骨格筋量減少と筋機能低下を表出する疾病である．加齢だけでなく，低活動，低栄養，様々な疾患によっても惹起される[3]．また，四肢や体幹だけでなく，食べる機能に関連する筋群にも筋量減少と筋機能低下は生じている[4]．

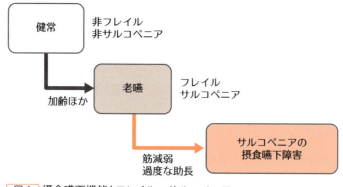

図1 摂食嚥下機能とフレイル・サルコペニア

　嚥下関連筋は，呼吸関連筋と支配神経がオーバーラップしていることも多く，鰓弓由来であることから，筋機能障害や廃用症状を容易に呈することはないと考えられてきたが，サルコペニアが過度に進行すると機能障害にまで至ることが臨床データからわかってきた．サルコペニア高齢者が，サルコペニアをさらに助長する因子にさらされ，十分なケアを受けなかったときに発症する摂食嚥下障害を，サルコペニアの摂食嚥下障害という 図1 ．従来考えられている摂食嚥下障害の病因は，神経学的な異常または器質的欠損，物理的閉塞などであるが，これらでは説明できない摂食嚥下障害を，サルコペニアの摂食嚥下障害という概念で多く説明できる．

サルコペニアの摂食嚥下障害対策

　図2 に示すように，サルコペニアの摂食嚥下障害は，低栄養，栄養摂取量不足，体重減少，活動量低下，筋力低下，長い禁食日数，認知症，老嚥を呈する高齢者に発生しやすい．老嚥とは，「水分でむせやすくなった」「硬い食べ物を避けるようになった」「食事に時間がかかるようになった」「食事で疲れる」といった症状を自覚する，加齢に伴う摂食嚥下機能の軽度低下を意味する．サルコペニアの摂食嚥下障害の発症リスク因子は，フレイルそのも

のを指しているようにも思える．

　治療と予防は，一般に行われている摂食嚥下リハビリテーション（リハ）だけでは足りない可能性がある．サルコペニアが原因であるため，サルコペニア対策を加えるとよい．フレイル高齢者のサルコペニアは，加齢が原因の主体だが，少なからず低活動と低栄養も関わっている．全身の活動量を確保し，栄養摂取量を管理・指導することで，サルコペニア対策が行える 図3 ．骨格筋の栄養に焦点を当てるため，栄養摂取量はエネルギーとタンパク質量に着目する．実際には個々の状態や現在の生活習慣などを勘案しなければ個別の栄養量設定はできないが，簡易的には，エネルギー量＝理想体重［kg］× 30 － 35kcal/day，タンパク質量＝理想体重［kg］× 1.0 － 1.2 kcal/day を目安にする．極度の痩せを呈する人にはより多くの栄養量設定をし，活動量を増やす．

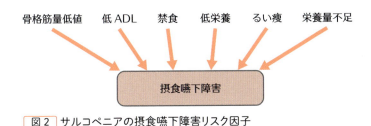

図2　サルコペニアの摂食嚥下障害リスク因子

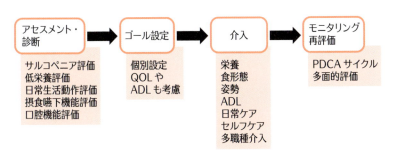

図3　サルコペニアの摂食嚥下障害治療と予防戦略

リハビリテーション栄養

　フレイル高齢者の摂食嚥下障害に対する治療的介入や予防的介入は，リハビリテーション栄養（リハ栄養）という概念を取り入れると理解しやすい．リハ栄養は，全人的で多面的な視点から対象者を個別に評価し，診断，ゴール設定，介入，モニタリングを行う手法である．個別評価には，国際生活機能分類やComprehensive Geriatric Assessmentなどを用いることを勧める．リハ栄養では，心身機能，活動，社会参加を最大限発揮できるように栄養管理を行う[5]．

　摂食嚥下障害患者は，嚥下調整食を摂取していることが多い．我々の研究では，嚥下調整食を摂取している高齢者は，普通食形態を摂取している高齢者に比べ明らかに栄養摂取量が少ないことがわかっている 図4 ．摂取エネルギー量，摂取タンパク質量不足は，サルコペニアを助長するため，リハ栄養では嚥下調整食摂取者に対し，栄養補助食品や間食の指導などを考慮する．

　栄養量確保だけで，筋量や筋機能の改善を図ることは難しい．リハ栄養では，対象者の日常生活動作や身体能力をタイムリーに評価し，栄養量確保と並行して活動量を増やすリハ，ケアの計画を立てる．

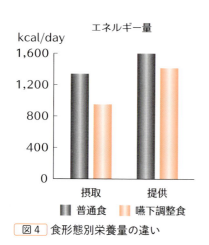
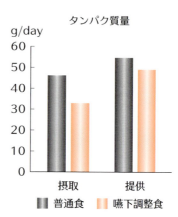

図4　食形態別栄養量の違い

フレイル改善とサルコペニア対策

フレイルの病態の中心はサルコペニアであるため，サルコペニアの摂食嚥下障害患者に対する治療的介入（リハ栄養）は，フレイルへの治療的介入と類似している 図5 ．フレイル・サルコペニア高齢者に摂食嚥下障害を認めたら，一般的な摂食嚥下リハだけでなく，リハ栄養介入を付加すべきである．また，摂食嚥下障害を呈していないフレイル高齢者に対しても，サルコペニア対策としてのリハ栄養は，摂食嚥下障害発症リスク軽減に役立つ．

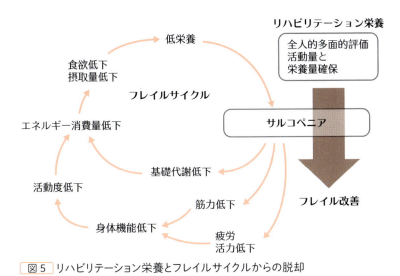

図5 リハビリテーション栄養とフレイルサイクルからの脱却

文献

1) van der Maarel-Wierink CD, Vanobbergen JN, Bronkhorst EM, et al. Meta-analysis of dysphagia and aspiration pneumonia in frail elders. J Dent Res. 2011; 90: 1398-404.
2) Tan LF, Lim ZY, Choe R, et al. Screening for frailty and sarcopenia among older persons in medical outpatient clinics and its associations with healthcare burden. J Am Med Dir Assoc. 2017; 18: 583-7.
3) Cruz-Jentoft AJ, Baeyens JP, Bauer JM, et al. Sarcopenia: European consensus on definition and diagnosis: Report of the European Working Group on Sarcopenia in Older People. Age Ageing. 2010; 39: 412-23.

4) Maeda K, Akagi J. Decreased tongue pressure is associated with sarcopenia and sarcopenic dysphagia in the elderly. Dysphagia. 2015; 30: 80-7.
5) 前田圭介. 誤嚥性肺炎の予防とケア（7つの多面的アプローチをはじめよう）. 東京: 医学書院; 2017.

〈前田圭介〉

漢方薬の可能性

POINT OF STUDY

❶ 漢方は生薬の足し算の叡智で，相関の歴史である.
❷ 高齢者に対する漢方治療には長い歴史がある.
❸ 体質改善の意味合いを含めて気長に処方する．早急な改善を期待しない.
❹ 「何かあれば中止」と言い添えれば気軽に使用して問題ない.

はじめに

「漢方だけでがんを治したい」と希望する患者さんが私のところにみえると，華岡青洲の話をする．華岡青洲は江戸中期の名漢方医だ．当時，公には解剖は行われていなかったので，体の中のがんという病気の実態は不明であった．しかし，乳がんは体表のがんなので当時でも診断可能である．その乳がんに対して漢方は打つ手がなかったため，華岡青洲は奥さんとお母さんを実験台にして全身麻酔を開発した．1804年のことである．当時の概要は有吉佐和子さんの小説「華岡青洲の妻」で垣間見ることができる．がんは漢方だけでは治らないのだ．「ですからエビデンスがある西洋医学的治療を最優先にして，そして漢方は補完的な立場で精一杯頑張りますね」と言い添える．しかし，漢方が補完的にがん患者さんに有効であることは，私以外にも，西洋医の立場からがんに対して補完的に漢方を使用している医師の共通の体感である．しかし，がんという概念がまだまだ新しいので，本当に漢方ががん治療に有益であるのかは，今後の課題と思っている.

一方で，老化は昔からみなが知っている状態であった．不幸にも夭折しなければ，誰もが感じる『老い』である．そんな『老い』から少しでも逃れたい，『老い』の到来をできるかぎり先延ばししたいという願望は，現在も昔

も変わらぬ思いだ．漢方は生薬の足し算の叡智で，その有効性を人体実験で確かめてきた歴史である．『老い』は誰もが理解できる病態で今風の画像診断も必須ではない．昔から『老い』は人生の宿命なのだ．つまり『老い』の漢方治療，『老い』ないための漢方治療，『老い』から免れる漢方治療には現代西洋医学の何倍もの歴史がある．であるから『老い』は漢方がある意味得意な分野なのである．現代医学と比べられると漢方はある意味些細なことかもしれない．フレイルという概念に漢方が有効であることは漢方を使用している医師には当然に思える．しかし，漢方が苦手，漢方が嫌い，漢方には疎遠であった医師こそ漢方を使用してもらいたい．そして漢方が効いたという発表をご自身の専門学会で発表してほしい．また実は漢方は効かなかったという発表も大切である．そんな報告の積み重ねの上に，本当の漢方の魅力が醸造されるのだと思っている．

漢方の使い方

　漢方は腹診や脈診，そして舌診などが大切といわれる．しかし，エビデンスはない．漢方診療を行って処方した群と行わずに処方した群で相当数の患者に二重盲検ランダム化臨床試験をやって，そして漢方診療を加味した方が統計的に有意に，効果が増し，また副作用が少ないといった説得力のある研究は僕が調べた限りではなかった．そうであれば，気軽に使おう．漢方に興味をもてば使ってみればいいのである．処方選択のために漢方診療を敢えて行う必要もない．古典を読む必要もない．ある程度使用して漢方に興味を抱いたら漢方診療や古典を勉強してもいいだろう．人を，特に漢方嫌いな医師を十分に説得するエビデンスやサイエンスがない現状では，専門家が漢方を使用して，そして専門家の視点から漢方の有効性を感じ取ることが最良の手段である．漢方を使用せずにフレイルの患者さんに対応したときと，漢方を併用してフレイルの患者さんに対応したときの差を実感できるかが大切だ．内服の保険適用漢方エキス剤は148種類ある．僕は「漢方は食事の延長と思って使用して下さい．食事でも何か起こることがあるでしょう．なにか変

なことが起これば止めるのですよ．」と言い添えている．これでまったく問題はない．漢方にも副作用はある．麻黄を長期投与すると高血圧となることがある．麻黄にはエフェドリンが含まれているので当然だ．また大黄が多くなれば下痢するだろう．甘草の量が増えると，体質によっては偽アルドステロン症を誘発する．また稀に漢方薬でも西洋薬と同じように間質性肺炎が起こることがある．附子を増量すると発汗，動悸，胃もたれ，下痢，舌のしびれなどを訴えることもある．最近は山梔子の長期投与による腸間膜静脈硬化症なども副作用報告されている．敢えて副作用を挙げるとこんなもので，どれも徐々に起こるので，「何か起これば中止ですよ」と言い添えれば心配無用だ．

高齢者に処方するときのヒント

表1 高齢者に処方するときのヒント

- 悪くしないことを心がける
- 少量がいいこともある
- 気長に処方する
- 早急な改善を目標にしない
- 副作用が極力少ないものを選ぶ

高齢者に漢方薬を処方するときのヒントを 表1 に示した．高齢者では早急に結果を求めるのでなく，じわじわと改善させることを目標にした方が，失敗が少なくないということである．「よくすることを考えるよりも，悪くしないことを心がけろ！」と若い先生を指導した先達もいたそうだ．漢方薬は生薬の足し算にて，単一成分からなる西洋薬とは異なり用量依存性が認められないこともある．特に高齢者の参耆剤などでは3回よりも2回の内服がいいように思うと体感する患者さんは少なくない．体質改善や気力の充実などを目標とするのである．であるから数日で治そうとか，数週間で結果を求めようとか思わないことが肝要だ．数カ月かけてよりよい状態をゆっくりと創り上げるというイメージが大切である．であるからフレイルという

目標に対しては，ほとんど症状がないとき，つまりプレフレイルにも該当しないときから，参耆剤や地黄剤などを内服することは意味があると思っている．ある意味「未病」の状態から漢方で介入するといった立ち位置だ．必要な西洋薬剤のみを継続して，漢方薬の併用でより良い状態を維持し，創り上げるのが私の理想的な高齢者やフレイルに対する処方作戦である．

実際の処方

　人参と黄耆を含む保険適用の参耆剤は10種類ある．すべて覚えよう．高齢者に頻用される．「朝鮮人参が入った万能漢方薬だよ」と言った説明で十分である．そんな10種類にそれぞれ得意な領域がある 表2 ．

　また，腎虚に使用される八味地黄丸類も頻用処方だ．そこに含まれている地黄は昔金沢の遊郭の前で飴として売っていた．それが昭和の初期まで地黄煎町という町名で残っていた．金沢の話で，今は地黄煎神社がある．そんな滋養強壮のイメージが地黄を含む漢方薬である．

　そして高齢な方は冷えていることが多い．温める生薬では附子が代表で，そしてこの附子は漢方薬と併用するために生薬単剤で処方可能である．附子を増量する方法を覚えると漢方の有効性が増加する．

　一方で地黄は胃に障ることがある．胃が重くなって，食欲がなくなる．そんな高齢者には六君子湯がファーストチョイスとなる．ごく稀に六君子湯が胃に障る人がおり，この場合，四君子湯は飲めることが多い．

　元気な高齢者のかぜ薬は麻黄附子細辛湯で，フレイルタイプの方のかぜ薬は麻黄を含まない香蘇散や桂枝湯が好まれる．

おわりに

　高齢者はなにがしかの訴をもっている．漢方薬は保険適用である．保険で許される範囲内で，長期的に健康維持をも期待して漢方薬を飲んでみてはどうだろうか．そして，専門家の体感を是非，それぞれの学会で発表してほしい．チャンピオンケースも楽しいだろうし，なんとなく良かったといった報

表 2 高齢者向け頻用漢方薬

【参耆剤一覧】	
補中益気湯㊶	参耆剤の王様
十全大補湯㊽	参耆剤の女王
人参養栄湯(108)	フレイルではファーストチョイスとされる参耆剤
加味帰脾湯(137)	うつ傾向，不眠などもターゲットにする参耆剤
帰脾湯(65)	加味帰脾湯(137)が胃にもたれる人向け
当帰湯(102)	胸の痛みなどもターゲットにする参耆剤
半夏白朮天麻湯㊲	めまいもターゲットにする参耆剤
清暑益気湯(136)	夏バテもターゲットにする参耆剤
清心蓮子飲(111)	泌尿器疾患もターゲットにする参耆剤
大防風湯(97)	関節痛もターゲットにする参耆剤
【腎虚に対する漢方薬】	
八味地黄丸⑦	腎虚に対する代表的漢方薬
牛車腎気丸(107)	八味地黄丸⑦に午膝と車前子を加えたもの
六味丸(87)	八味地黄丸⑦から附子と桂皮を抜いたもの
【気力をます四君子湯類】	
六君子湯㊸	地黄が飲めない時のファーストチョイス
四君子湯(75)	六君子湯㊸が胃に障る時に
十全大補湯㊽	四君子湯(75)＋四物湯(71)＋黄耆・桂枝
【附子剤】	
真武湯㉚	甘草も麻黄も含まないので使いやすい
麻黄附子細辛湯(127)	高齢者向けの麻黄剤です．
桂枝加朮附湯⑱	附子の作用で痛み止め効果を発揮します．
八味地黄丸⑦	腎虚の代表的漢方薬です．
牛車腎気丸(107)	八味地黄丸⑦に利水の生薬を加えたものです．

数字は複数の製薬会社が用いている番号

告も素晴らしいものだ．また効かなかったといった情報も今後の漢方の発展には必要と思っている．

文献

1） 新見正則．フローチャート高齢者漢方薬．東京：新興医学出版社；2017．

〈新見正則〉

IV

フレイルの関連病態

1 フレイルとサルコペニア

POINT OF STUDY

① サルコペニアは身体的フレイルの中核的な要素である．
② サルコペニアでは，骨格筋が萎縮するだけではなく，筋内組成が変化する．
③ サルコペニアは重力に逆らって身体を支える「抗重力筋」で著しく生じる．
④ サルコペニアには，筋タンパク質の合成/分解の不均衡や筋サテライト細胞の機能低下などが関与している．
⑤ 現在のサルコペニア診断では，骨格筋量の減少に加え，身体機能（歩行速度）や筋力（握力）を評価することが広く推奨されている．

はじめに

　フレイルは，非常に広い概念であり，身体的，精神心理的，社会的側面が含まれている．高齢期以降，上記3つの側面に関連した各種問題が相互に絡み合いながら全身の脆弱性を亢進させ，生活機能障害，要介護状態，死亡などに陥ると考えられる．フレイルの3つの側面のうち，特に身体的フレイルの中核要素と考えられるのがサルコペニア（加齢性筋減少症）である．本稿では，サルコペニアの概要およびメカニズムを述べるとともに，その判定方法について概説する．

サルコペニアとは

　サルコペニアは，ギリシャ語で「肉」を意味する「sarx（サルコ）」と，「喪失」を意味する「penia（ペニア）」からなる造語であり，「加齢による骨格筋量の減少」として1989年Rosenbergによって提唱された[1]．なお，

近年では，骨格筋量の減少に加え，筋機能の低下を伴う場合をサルコペニアと定義するようになってきている[2,3]．

骨格筋量の低下は30歳を過ぎた頃から徐々に進行し，高齢期になって顕在化する．若齢者と高齢者の大腿部の断面画像を比較すると，高齢者の筋では明らかな骨格筋量の減少が観察できる 図1 ．15〜83歳までの男性43名の屍体を解剖し，骨格筋量の加齢変化を直接的に観察したLexellらの研究では，外側広筋の筋横断面積は50歳くらいまではある程度維持されているものの，その後急激に減少することが示されている 図2A [4]．10〜20歳代における外側広筋の筋横断面積を各年代と比較すると，50歳代では約9％の減少にすぎないが，70歳代では約26％の減少，80歳代では約43％の減少が生じている．なお，彼らは外側広筋の筋横断面積に加えて，筋線維数や筋線維サイズの加齢変化も観察している．山田らは，Lexellらのデータを詳しく検討し，非常に重要なポイントを指摘している[5]．10〜20歳代と70歳代を比べると，筋線維数は約41％，筋線維1本あたりの平均サイズは約12％減少（TypeⅠ線維：0％；TypeⅡ線維：25％）している．外側広筋の筋断面積の低下率は約26％であるが，筋線維数と平均筋線維サイズの積で求められる「筋線維の総断面積」は約49％も低下している．したがって，骨格筋量と骨格筋細胞量の加齢変化は大きく異なることになる 図2B [5]．二者の

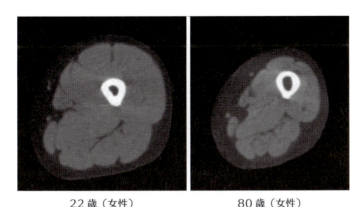

22歳（女性）　　　　　80歳（女性）

図1 若齢者と高齢者の大腿部のCT画像
（渡邊，山田，池永未発表データ）

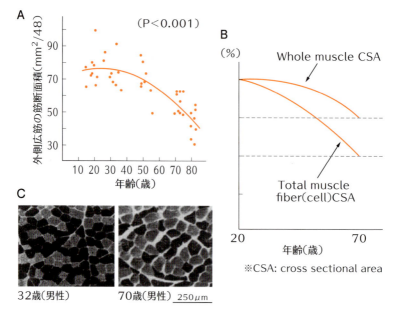

図2 A：屍体解剖によるヒトの外側広筋の加齢変化[4]，
B：外側広筋の筋横断面積および筋線維総断面積の加齢変化[5]，
C：ヒトの外側広筋の筋線維断面[4]

※薄い色の筋線維が Type I 線維（遅筋線維），濃い色の筋線維が Type II 線維（速筋線維）を表す．
※骨格筋を形成する筋線維は，その特性から遅筋線維と速筋線維に分類される．サルコペニアでは，速筋線維に選択的な萎縮がみられるのが特徴である[4].

差異は，加齢に伴い骨格筋の"中身"が変化していることを示唆している．実際に筋線維を比較すると，高齢者では細胞間隙が広くなっており，まったく違った様子が見て取れる 図2C ．サルコペニアでは，骨格筋の量的な減少だけでなく，筋内脂肪や結合組織の増加，相対的な筋細胞外液量の増加[6]といった質的な変化も生じることが知られている．なお，細胞間隙には，こういった非収縮要素が含まれている．以上のことから，サルコペニアでは，筋細胞量が減少すると同時に非収縮要素の割合が増加するということになり，高齢者の骨格筋は見た目以上の機能低下が生じていると解釈できる．ちなみに，MRIなどを用いた一般的な画像法による骨格筋量評価法では，筋

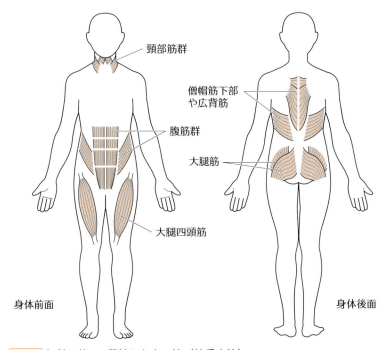

図3 加齢に伴って萎縮しやすい筋（抗重力筋）
(Israel S. Age-related changes in strength and special groups. In: Komi PV, editor. Strength and power in sport. 1992; 319-28[8])

の質的状態を考慮することができない．そのため，筋内組成を含めた骨格筋評価法の確立が急がれる．近年，骨格筋超音波Bモード画像の平均ピクセル輝度（筋輝度）が簡便かつ非侵襲的に筋内組成を評価しうる指標として注目されており[7]，今後の活用が期待される．

　サルコペニアは，すべての骨格筋で同様に進行するわけではなく，その速度や程度は筋によって異なる．大腿四頭筋，中・大殿筋，大腰筋，腹筋群，背筋群など重力に逆らって身体を支える筋群（抗重力筋）では，萎縮が顕著に起きることが知られている 図3 [8]．これらの筋群は，「立つ」，「歩く」，「直立姿勢を維持する」といった日常的な活動の基盤となるため，高齢期以降もできるだけ長く自立した生活を続けていくには，これらの筋の量をしっかり維持し，その機能の低下を防ぐことが求められる．

サルコペニアのメカニズム

　サルコペニアでは，Type II 線維（速筋線維）の選択的萎縮，線維数減少，筋内組成の変化（筋内脂肪量の増加）などが生じ，単純な身体活動低下に伴う骨格筋量の減少とは状況が異なる．サルコペニアの要因には，加齢そのものが原因となる部分と，加齢に伴う筋活動の低下が原因となる部分（廃用性筋萎縮）が含まれる．両者共に，筋線維周辺の液性環境の変化ならびに筋サテライト細胞の機能低下が関与すると考えられる．

　筋線維サイズの恒常性は，筋タンパク質の合成と分解のバランスによって保たれている．このバランスが加齢の影響で徐々に崩れ，マイナス方向にシフトしていくことがサルコペニアの一因と考えられる．筋タンパク質合成/分解に関わるシグナル伝達のうち，Akt-mTOR 系がサルコペニアと密接に関連するとされている 図4 ．このシグナル伝達系は，インスリン様成長因子（IGF-1・MGF）やインスリンの受容体への結合を起点にタンパク質合成を促進させる．同時に，FOXO のリン酸化を通じて，ユビキチン-プロテアソーム系の活性化を抑制することでタンパク質分解を抑える．なお，TNF-α などの炎症性サイトカインはユビキチン-プロテアソーム系を活性化させる 図4 ．

　成長ホルモン（GH），循環型 IGF-1 などの血中濃度は加齢と共に低下し，TNF-α，IL-6 などの炎症性サイトカインの血中濃度は増加することがよく知られている[11]．こうした加齢変化は，上述のメカニズムを通じて筋線維内のタンパク質の合成を制限し，分解が亢進した状況を招くことから，サルコペニアの一因となる．また，タンパク質などの細胞内成分を分解する機構であるオートファジーの適切な働きが骨格筋量の維持に貢献していると考えられている．近年，オートファジーの不具合がサルコペニアと深く関連する可能性が指摘されている 図4 ．

　他方，骨格筋の再生能力の低下がサルコペニアに関係している可能性が考えられる．骨格筋は多くの核をもつ筋線維から構成されており，筋形質膜と基底膜の間には筋サテライト細胞が存在している．筋サテライト細胞は自己

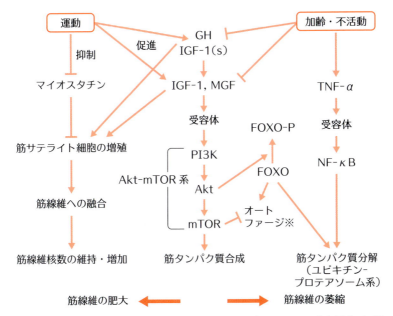

図4 筋線維の肥大・萎縮のプロセスの概略およびそれらに及ぼす運動・加齢・不活動の影響

(石井直方. 医学のあゆみ. 2011; 236: 519-24[9]), 杉本 研. 医学のあゆみ. 2014; 248: 681-5[10]) を参考に作成)
※オートファジー不全がサルコペニアと関連する可能性が指摘されている.

増殖が可能であり, 筋力トレーニングや損傷などにより生じた各種ストレスに応じて増殖し, 新たな筋線維を形成する, あるいは既存の筋線維と融合して, 再生や筋肥大を促すと考えられている. また, この細胞は筋線維に核を供給することで筋線維核のターンオーバー（入れ替え）や増加をもたらすことが示されている[12]. 加齢と共に筋サテライト細胞の数ならびに増殖能力は減少することが知られており[13], 加齢に伴う筋再生能力の低下を裏付けている.

筋サテライト細胞の増殖には, マイオスタチンやIGF-1などの成長因子が関与している. マイオスタチンは筋サテライト細胞の増殖を強く抑制する作用をもち, 筋への力学的荷重によってその発現は低下する[14]. IGF-1は筋サテライト細胞の増殖と分化を促すことで知られるが, 運動により骨格筋で

局所的に生成される，あるいは成長ホルモン（GH）により肝臓や骨格筋で生成される．IGF-1，GH ともに加齢によって減少するため[11]，前述のタンパク質代謝の場合と同様にこれらの液性因子の減少がサルコペニアの要因となっていると推測される．

サルコペニアの判定

サルコペニアの診断基準は複数存在するが，2010 年にはヨーロッパのワーキンググループ（European Working Group on Sarcopenia in Older People：EWGSOP）によりコンセンサスレポートが発表された[2]．このコンセンサスでは，運動機能（歩行速度・握力）の低下と骨格筋量の減少を合わせもつ状態をサルコペニアと定義している．なお，骨格筋量は二重エネルギーX線吸収測定法（DXA）を用いて評価することになっている．この方法は骨格筋量計測のスタンダードとされているが，設備面や放射線被曝などの問題から地域在住高齢者を対象とした一般的な検査としての定着が現実的に望めないという課題がある．また，2014 年にはアジアのワーキンググループ（Asian Working Group for Sarcopenia：AWGS）によって，アジア人向けのサルコペニア診断基準が発表された 図5 [3]．アジアのコンセンサスにおいても，身体機能（歩行速度），筋力（握力），骨格筋量からサルコペニアを判定する．なお，骨格筋量評価では，生体電気インピーダンス法（BIA）による基準も設けられている．用いる装置で評価値が異なるという課題はあるものの，これによって幅広くサルコペニア判定を展開することが可能となった．

一方，両コンセンサス共に，歩行速度と握力の測定がアルゴリズムの最初に位置付けられており 図5 ，両者が正常値であれば骨格筋量評価は不要となる．つまり，サルコペニアの前段階にあるサルコペニア予備軍を見つけ出すことが不可能であり，現在のサルコペニアコンセンサスは一次予防に適していない．現在，多くの日本人が 80 年以上を自身の運動器と共に生活する時代に突入している．今後，75 歳以上の後期高齢者人口が増加していく

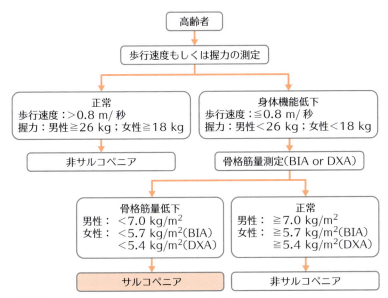

図5 AWGSのサルコペニア診断アルゴリズム
(Chen LK, et al. J Am Med Dir Assoc. 2014; 15: 95-101[3])
※BIA: バイオインピーダンス法
　DXA: 二重エネルギーX線吸収測定法

ことを念頭におくと，できるだけ多くの高齢者を要介護状態に移行させないことが社会的課題である．フレイルは健康と要介護状態の中間過程であり，対策を講じなければ，要介護に繋がる可能性が高い．したがって，特に身体的フレイルの中核要素であるサルコペニアの兆候を早期に発見することは，介護予防の観点から必須である．サルコペニアコンセンサスとは別に，予備軍も含めて運動器，とりわけ骨格筋の健康を保つための注意喚起が必要と考える．

文献

1) Rosenberg I. Summary comments: epidemiological and methodological problems in determining nutritional status of older persons. Am J Clin Nutr. 1989; 50: 1231-3.
2) Cruz-Jentoft AJ, Baeyens JP, Bauer JM, et al. Sarcopenia: European consensus on definition and diagnosis: Report of the European Working Group on Sarcopenia in Older Peo-

ple. Age Ageing. 2010; 39: 412-23.

3） Chen LK, Liu LK, Woo J, et al. Sarcopenia in Asia: consensus report of the Asian Working Group for Sarcopenia. J Am Med Dir Assoc. 2014; 15: 95-101.

4） Lexell J, Taylor CC, Sjostrom M. What is the cause of the ageing atrophy？ Total number, size and proportion of different fiber types studied in whole vastus lateralis muscle from 15-to 83-year-old men. J Neurol Sci. 1988; 84: 275-94.

5） 山田陽介. 骨格筋量・サルコペニアの定義を再考する―機能的骨格筋細胞量・筋内組成に着目して―. 体力科学. 2015；64： 461-72.

6） Yamada Y, Schoeller DA, Nakamura E, et al. Extracellular water may mask actual muscle atrophy during aging. J Gerontol A Biol Sci Med Sci. 2010; 65: 510-6.

7） Watanabe Y, Yamada Y, Fukumoto Y, et al. Echo intensity obtained from ultrasonography images reflecting muscle strength in elderly men. Clin Interv Aging. 2013; 8: 993-8.

8） Israel S. Age-related changes in strength and special groups. In: Komi PV. editor. Strength and power in sport. 1992; 319-28.

9） 石井直方. サルコペニア―そのメカニズムと防止策としての運動. 医学のあゆみ. 2011；236： 519-24.

10） 杉本 研. サルコペニア発症の分子機構. 医学のあゆみ. 2014; 248: 681-5.

11） Lamberts SW, van den Beld AW, van der Lely AJ. The endocrinology of aging. Science, 1997; 278（5337）: 419-24.

12） Schmalbruch H, Lewis DM. Dynamics of nuclei of muscle fibers and connective tissue cells in normal and denervated rat muscles. Muscle Nerve. 2000; 23: 617-26.

13） Hawke TJ and Garry DJ. Myogenic satellite cells: physiology to molecular biology. J Appl Physiol. 2001; 91: 534-51.

14） Ochi E, Hirose T, Hiranuma K, et al. Elevation of myostatin and FOXOs in prolonged muscular impairment induced by eccentric contractions in rat medial gastrocnemius muscle. J Appl Physiol（1985）. 2010; 108: 306-13.

〈渡邊裕也〉

2. フレイルとロコモティブシンドローム

POINT OF STUDY

❶ 超高齢社会で平均寿命も高い日本においては，寿命の伸長とともに健康寿命の延伸が重要である．
❷ ロコモティブシンドロームは運動器の健康を推進するための概念で，健康寿命の延伸に直接寄与すると考えられる．
❸ ロコモティブシンドロームの評価は，ロコモーションチェックとロコモ度テストで行い，早期に運動器の脆弱化を察知する．
❹ ロコモティブシンドロームの対策は，習慣的な運動，適切な栄養摂取，活動的な生活習慣，運動器疾患の予防と治療である．
❺ ロコティブシンドロームについては，早期に察知するための判定基準と具体的な対策が提示されており，その察知と対策は将来の身体的・精神的・社会的フレイルの予防に繋がる．

ロコモ予防は健康寿命の延伸が目標

フレイルは様々な要因に由来する高齢期の虚弱化を表す概念である．WHOの健康の定義と同様，フレイルも身体的，精神心理的，社会的な要素に分けられることから，フレイルは高齢期における健康のアンチテーゼといえる．高齢期の健康目標は，寿命を延ばすことと，健やかに生きることである．しかし超高齢社会となり，さらなる高齢化が進み，高齢者の中でも年齢の高い層が増加する[1]「高齢者の高齢化」が進むわが国においては，健やかに生きること，すなわち健康寿命の延伸が平均寿命の伸長より一層重要である．

ロコモティブシンドローム（以下，ロコモ）は，運動器の脆弱化を包括的に表す概念である．運動器を健康に保つことは寿命の伸長より健康寿命の延伸に不可欠であることから，ロコモはその対策目標を健康寿命の延伸に特化している．

実際，高齢期の自立を阻害する要因，すなわち要介護要因として運動器の障害は重要である．特に女性の場合，転倒・骨折および関節疾患による要介護認定（要支援を含む）が全体の約30％に及ぶ[2]．骨粗鬆症や大腿骨近位部骨折，また人工股・膝関節手術は女性に多いことと合致して，女性の健康寿命の延伸には運動器の健康が不可欠といえる．女性は寿命が長く，要介護認定者の7割を占めることから，介護予防を考える上でも運動器の健康を推進することは重要である．

ロコモの概念とフレイル対策における意義

ロコモは，「運動器の障害により移動機能が低下した状態」と定義されている[3]．ロコモの進行は運動器の健康を阻害することにより，要介護リスクを高める．ここで，運動器の障害とは，加齢に伴う運動機能の低下や運動器疾患を意味している．ロコモは加齢により進行し，遺伝背景でリスクが変化するが，運動習慣の欠如，身体活動の低い生活，不適切な栄養摂取などの可変因子によっても加速する．運動器疾患を早めに察知して，早めにこれらの可変因子に対して対策することがロコモ対策の要諦となる 図1 ．

運動器の脆弱化に対する早期の対策を重要視することから，後述のロコモの判定基準も運動器の脆弱化を早期に検出できるものとなっている．ロコモは疾患単位ではなく，対策の重要性を普及・啓発するための概念といえる．早めにロコモに気づいて，早めに運動，栄養，生活習慣などの予防策を講じることで，脳血管疾患の原因となるメタボリックシンドロームの3疾患，認知症の予防にもなる．したがって，ロコモの普及・啓発は広く高齢期の健康の推進，すなわちフレイル対策に資すると考えられる．

ロコモ対策は政策的にも重要課題とみなされており，「健康日本21（第二

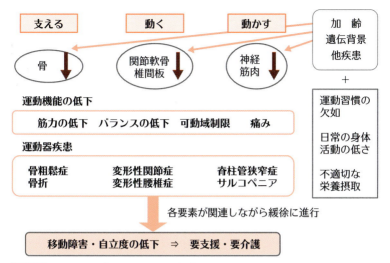

図1 ロコモティブシンドロームの概念と要因
ロコモは，運動器の障害のために移動機能の低下をきたした状態と定義されている．運動器の障害は，運動機能の低下と運動器疾患を含み，加齢，遺伝背景などによって悪化し，進行すると移動機能が低下し，自立度低下に繋がる．また，運動習慣がないこと，身体活動が低いこと，不適切な栄養摂取によりロコモは加速する．

次）」においてロコモの認知度の向上が目標に策定されている．

ロコモの評価法

　ロコモの評価法として，「ロコモーションチェック」と「ロコモ度テスト」が用いられている[3]．「ロコモーションチェック」は7項目の質問からなるロコモに気付くための自己チェック法であり，「ロコモ度テスト」は3つのテストから構成されるロコモの判定基準である．

　ロコモーションチェックは，片脚立ちで靴下がはけない，階段を手すりなしで上がれない，といった運動機能に関わる生活動作7項目のうち，1項目でも該当項目があるとロコモのリスクが高いというものである．実際，高齢

者を対象とした調査では，該当項目がある群では運動機能が低いことが示されている．

ロコモ度テストは，下肢筋力を評価する「立ち上がりテスト」，下肢筋力やバランス能力，柔軟性を評価する「2ステップテスト」，運動器障害の早期発見のための調査票「ロコモ25」から構成されている．

1. 立ち上がりテスト

10〜40センチの台のうち，どの高さの台から両脚または片脚で立ち上がれるかで下肢筋力を評価する[4]．両脚より片脚，高い台より低い台から立ち上がれると下肢筋力が高いと判定される．

2. 2ステップテスト

最大2歩幅を評価することで，下肢筋力，バランス能力，柔軟性を評価するテストである[5]．両足を揃えて立った状態から，可能な限りの大股で2歩進み，その2歩幅を身長で割った数値を2ステップ値として評価する．2ステップ値は，歩行速度や歩行時の歩幅と高い相関がある．歩行速度はサルコペニアの診断基準の一部にもなっている．

3. ロコモ25

運動器の障害を早期に発見するために開発された調査票で，25項目の質問で運動器の症状や日常生活動作の困難さを問うものである[6]．各項目に5

表1 ロコモ度テストの臨床判断値

	立ち上がりテスト	2ステップテスト	ロコモ25
ロコモ度1	片脚40cm不可	1.3未満	7点以上
ロコモ度2	両脚20cm不可	1.1未満	16点以上

いずれかの基準に該当した場合，ロコモ度1，ロコモ度2と判定する．
ロコモ度1はロコモが始まった状態．ロコトレを始めとする運動を習慣づけ，バランスが取れた十分な動物性タンパク質とカルシウムを含んだ食事摂取を心がける．
ロコモ度2はロコモが進行した状態．運動と栄養に気をつけることと同時に，痛みが強い場合や筋力や歩行能力が急激に低下している場合は，何らかの運動器疾患が存在する可能性もある．

段階の選択肢があり，それぞれ0点から4点までの評点がつき，25項目の合計（0～100点）で評価する．合計点が低いほど良好であると判断される．

以上の3テストで「ロコモ度1」と「ロコモ度2」の2つの判定基準が設けられている 表1 ．「ロコモ度1」はロコモが始まった段階を，「ロコモ度2」はロコモが進行して自立度の低下や運動器疾患の存在が疑われる状態である．3テストのうち，ひとつでも判定基準に該当した場合，それぞれ「ロコモ度1」もしくは「ロコモ度2」と判定され，「ロコモ度1」に該当した時点でロコモであると判断される．

ロコモの対策

ロコモの予防，改善のためには，①運動習慣の獲得，②適切な栄養摂取，③活動性の高い生活，④運動器疾患に対する評価・治療が重要である．

運動は，有酸素運動，筋力トレーニングなどを自宅やジムですること，レクリエーションや競技のためのスポーツや体操をすることなどの運動が有用であるが，日本整形外科学会ではロコモの予防・改善のために，スクワット，ヒールレイズ，フロントランジロコモ予防の簡便で有効な運動，ロコモーショントレーニングとして推奨している 図2 ．ロコトレを用いた運動介入試験で運動機能が改善したとの報告がされている[7,8]．

栄養に関しては，バランスの取れた食事と十分なタンパク質の摂取，カルシウム，ビタミンD，ビタミンKなどが重要である．また，社会参加や外出の多い活動性の高い生活も推奨される．

さらに，運動器疾患は直接運動機能の低下に繋がるものが多く，運動器疾患の予防と早期発見，適切な治療はロコモの予防・改善にやはり重要である．

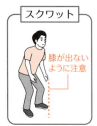
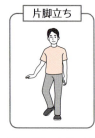
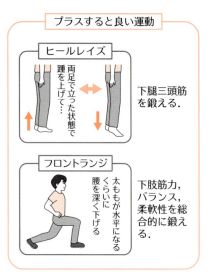

図2 日本整形外科学会が推奨するロコモーショントレーニング（ロコトレ）
運動機能の維持・改善のために推奨されている．下肢筋力とバランスの強化を目的とした運動である．スクワットを正しい形で行うと下肢全体の筋力強化になるが，下腿三頭筋は活動度が少なく，ヒールレイズを組み合わせると補完される．フロントランジは高齢者には転倒のリスクがあり，注意を要する．一方で若年成人には十分な強度の運動といえる．

フレイルとロコモの関係

　フレイルの元となる frailty は，入院，介護，転倒，死亡などの高齢期の負のアウトカムを近い将来にきたしやすいと考えられている．最も汎用されている CHS 基準は 5 つの要因，すなわち体重減少，疲れやすさ，低活動量，緩慢な動作（歩行速度低下など），筋力の弱さ（握力低下など）のうち，3 つ以上有する状態というものである[9]．2014 年に日本老年医学会がフレイルと命名し，加齢に伴う様々な脆弱性変化を含み，予防や改善可能な状態とした．すなわちフレイルは，高齢期の脆弱化を包括的に捉える概念で，身体的フレイル，認知的フレイル，社会的フレイルに分類されている．身体的フレイルには，概念的にはロコモが含まれるが，判定基準から判断される包含

関係は一様ではない．たとえば前述のロコモの判定基準では，立ち上がりテストにおいて片脚で40cmからの立ち上がりができないとロコモとの判定になるが，これはフレイルで主に使われているJ-CHS基準を用いたフレイルの判定よりかなり「手前」の状態である．つまり，ロコモは運動器の脆弱化を早期に予防するという目的通りの判定基準になっており，それに対して運動，栄養，生活活動の改善，運動器疾患の管理といった具体的な対策を呈示している．こうした早めの察知と早めの対策は，将来の運動機能の維持に繋がり，身体的フレイルのみならず，精神的フレイル，社会的フレイル予防になると考えられる．

　したがって，フレイルを予防するための具体策としてロコモの評価法，対策が十分に活用されることが期待される．

文献

1) 日本の将来推計人口（平成29年推計）国立社会保障・人口問題研究所（http://www.ipss.go.jp/pp-zenkoku/j/zenkoku2017/pp_zenkoku2017.asp）
2) 内閣府．平成26年度版 高齢社会白書（http://www8.cao.go.jp/kourei/whitepaper/w-2014/gaiyou/s1_1.html）
3) 日本整形外科学会ロコモパンフレット2015年版（http://www.joa.or.jp/jp/public/locomo/locomo_pamphlet_2015.pdf）
4) 村永信吾．立ち上がり動作を用いた下肢筋力評価とその臨床応用．昭和医学会誌．2001；61：362-7.
5) 村永信吾．2ステップテストを用いた簡便な歩行能力推定法の開発．昭和医学会誌．2003；63：301-8.
6) Seichi A, Hoshino Y, Doi T, et al. Development of a screening tool for risk of locomotive syndrome in the elderly: the 25-question Geriatric Locomotive Function Scale. J Orthop Sci. 2012; 17: 163-72.
7) 石橋英明，藤田博暁，細井俊希，他．ロコモティブシンドロームの実証データの蓄積　高齢者におけるロコモーションチェックの運動機能予見性およびロコモーショントレーニングの運動機能増強効果の検証．運動器リハビリテーション．2013；24：77-81.
8) 安村誠司，橋本万里．ロコモコールの有効性．整形外科．2013；64：1412-5.
9) Fried LP, Tangen CM, Walston J, et al. Frailty in older adults: evidence for a phenotype. Gerontol A Biol Sci Med Sci. 2001; 56: M146-56.

〈石橋英明〉

3 フレイルとカヘキシア

POINT OF STUDY

1. カヘキシアは，慢性消耗性疾患に併存する予後不良な症候群である．
2. カヘキシアは，二次性サルコペニアを誘導することでフレイルをきたす．
3. カヘキシアは，病態，栄養，運動の管理で改善できる．
4. カヘキシアの予防は，病態増悪の早期発見と薬物療法がカギとなる．

カヘキシアの概念と病態

　カヘキシア（cachexia）は，がんや心不全などの慢性消耗性疾患でみられる体重減少を主徴とした予後不良な症候群であり，その言葉はギリシャ語の kakos（bad）と hexis（condition）に由来する．カヘキシアでみられる体重減少の特徴は，骨格筋量の減少を主としている点であり，これは脂肪減少を主とする飢餓とは異なる．カヘキシアの病態機序としては，食欲低下，炎症，インスリン抵抗性，性腺機能不全，貧血が想定されており[1]，炎症を基盤とした異化（分解）の亢進と，食欲低下やインスリン抵抗性などによる

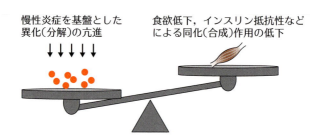

図1　カヘキシアでは異化作用が同化作用を上回る

タンパク同化（合成）の低下により体重減少に陥る 図1 ．すなわち，カヘキシアでは病態由来の異化亢進が基本的背景となる分，単なる加齢や飢餓（栄養摂取不足）による体重減少とは異なる対策が必要となる．

カヘキシアの定義と診断基準

　カヘキシアの定義や診断基準はこれまでに様々なものが提唱され，古くは意図しない体重減少と食欲低下を中心に考えられてきた．その後，筋量減少や炎症亢進なども診断項目として議論されるようになった．カヘキシアの診断基準は，いまだ十分に確立されたとは言い難いが，2006年12月にワシントンで開催されたCachexia Consensus Working Groupによる診断基準 表1 が広く用いられている[1]．また，このワーキンググループでは，同時にカヘキシアの定義についても提唱され，「カヘキシアは，基礎疾患を背景とした複合的な代謝異常症候群であり，脂肪減少の有無に関わらず，筋量の減少を特徴とする．臨床症状として，成人では体重減少，小児では成長障害がみられる．食欲低下，炎症，インスリン抵抗性，筋タンパク分解が高頻度

表1 カヘキシアの診断基準
(Evans WJ, et al. Clin Nutr. 2008; 27 : 793-9[1] より作成)

1. 慢性疾患の存在
（例．慢性心不全，COPD，慢性腎疾患，慢性的感染・敗血症，がん）
2. 過去12カ月で少なくとも5％の体重減少
（もしくはBMI < 20kg/m²）
3. 下記5項目のうち，3項目以上に該当
・筋力低下
・易疲労性
・除脂肪量低下
・血液検査異常
炎症マーカー上昇（CRP >5.0mg/L，IL-6 > 4.0pg/mL）
貧血（Hb < 12g/dL）
血清アルブミン低下（Alb < 3.2g/dL）

COPD: chronic obstructive pulmonary disease, BMI: body mass index,
CRP: c-reactive protein, IL-6: interroikine-6, Hb: hemoblobine, Alb: albumin

で体重減少に関連する．カヘキシアは，飢餓，サルコペニア，うつ，吸収障害，甲状腺機能亢進とは異なり，疾患の死亡率を増加させる」が国際的コンセンサスとなった．

フレイルにおけるカヘキシアの位置づけ

現在，フレイルは身体的要素のみならず，認知面あるいは社会的な"脆弱性"を表現する場合にも用いられているが，本稿では身体的フレイルとカヘキシアとの関連について考える．

身体的フレイルの診断においては，Cardiovascular Health Study（CHS）で提唱された診断基準が広く受け入れられている[2]．このCHSによる診断基準は，加齢に伴い顕在化してくる症状（frailty phenotype）によりフレイルの程度を評価しようとするもので，体重減少，疲労，筋力低下，歩行速度低下，身体活動量低下，の5項目を候補症状としている．これらの症状には要素間には関連があるとされ，サルコペニアを中核とした悪循環（Frailty cycle）として提唱されている．

フレイルの中核とされるサルコペニアは，主に加齢に活動低下ならびに低栄養などの修飾因子が加わった結果生じる一次性（原発性）サルコペニアと，疾患（病態）が誘因となる二次性サルコペニアとに分類され，カヘキシアは二次性サルコペニアの原因として位置づけられている[3]．FriedらがFrailty cycleとしてフレイル出現機序の概念を提示した際にも，疾病によるサルコペニアの出現が示されていることより，カヘキシアによるサルコペニアは加齢によるものとは異なる機序で出現することが想定されていたと思われる．その概念整理が徐々に行われ，前述の診断基準 表1 の提示に至ったものと推察される．ともあれ，国際的コンセンサスは，カヘキシアを「慢性消耗性疾患では，カヘキシアによる二次性サルコペニアが中核となってフレイルを出現させる」ものと位置づけており，その予防・改善は上流にある原疾患の病態管理がカギとなることが理解できる 図2 ．

一方，高齢患者では，一次性サルコペニアとカヘキシアに伴う二次性サル

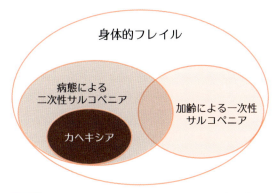

図2 カヘキシアによる身体的フレイルの構成概念図

コペニアを併存することがある．その改善方策が異なることより，まずカヘキシアの鑑別が必要になるものと思われるが，その方法は確立しておらず，現在のところは，症状出現に伴う体重減少の有無で判断することが現実的ではないかと思う．

カヘキシア対策の基本的な考え方

　カヘキシアが進行すると，治療抵抗性を示す「不応性カヘキシア（refractory cachexia）」とよばれる短期予後不良な状態[4]に至ることがあるが，本稿ではフレイルの「適切な介入により改善が可能」というコンセプトのもと，通常のカヘキシアあるいはその前段階とされるプレカヘキシア[4]を想定し，介入方策を提示したいと思う．カヘキシアは原疾患ごとに異なる病態特異的機序が存在するため，カヘキシアの有効な対策を一義的に論じることは難しいが，共通して留意すべき要点について 図3 に整理した．

　カヘキシアは，原疾患の病態進行による異化亢進と同化低下によって引き起こされる．そのため，カヘキシアを予防・改善できるか否かは，その原疾患の病態管理に強く依存している．この点については原疾患によって対応が異なると思われるが，心疾患の場合は，brain natriuretic peptide などの疾

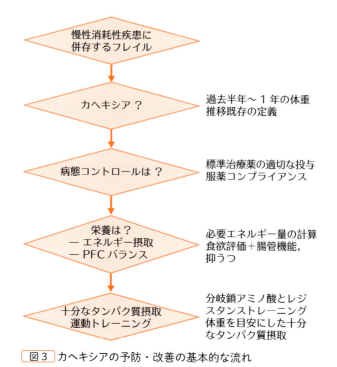

図3 カヘキシアの予防・改善の基本的な流れ

患バイオマーカーと体重減少を招く病態由来の異化促進因子のモニタリングが必要である．後者の例は，心不全における腸内細菌叢の体内移動による炎症発現などであるが，がん，その他の消耗性疾患にはそれぞれ固有の異化促進機序が存在するものと思われ，基本的にはそれら疾患特異的因子への対応がカヘキシア改善の第一歩になると思われる．具体的な病態管理は，各疾患の治療ガイドラインで推奨されている標準的薬物の適切な投与と処方薬剤の服薬コンプライアンスの確認が基本となる．特に，認知機能低下や抑うつの合併は疾病管理の阻害因子となるため，必要に応じてソーシャルサポートをはじめとした適切な環境整備も検討することが良い．進行したカヘキシア症例では地域包括ケアなどの社会的サービスの導入が必要となることも多く，病態進行に応じた対応が必要である．

次に，栄養摂取の状況を確認する．カヘキシアでは，エネルギー代謝の亢

進や食欲低下を併存しており，摂取エネルギーが不足しやすい状態にある．摂取エネルギーが基礎エネルギー消費量を下回る状態では，運動をしなくても体重減少をきたす．このような状態で積極的な運動を行うと体重減少に拍車がかかるため，運動は軽負荷に留めて栄養療法を優先すべきである．加えて，摂取エネルギーに対するタンパク質（protein）・脂質（fat）・炭水化物（carbohydrate）の比率（PFC バランス）を意識した偏りのない食事を目指す．食欲はエネルギー摂取状況と病態の安定度をモニタリングできる簡便な管理指標となる．また，慢性炎症性疾患では腸管障害や抑うつを合併しやすいため，栄養吸収や食事摂取の阻害因子として留意する必要がある．食欲低下に対しては，近年，グレリン受容体作動薬（空腹ホルモンの類似体）の第3相臨床試験がカヘキシア／食欲低下を有するがん患者を対象に実施されるなど，新たな薬物療法の臨床試験が進められている．

　病態管理とエネルギー摂取に対応したら，骨格筋タンパクの増加を目的とした栄養療法と運動療法を考える．栄養では，骨格筋タンパク合成で重要な分岐鎖アミノ酸やビタミン D が効果的とされるが，有疾患者は健常高齢者よりも多くのタンパク質摂取が必要な点に留意する．欧米の PROT-AGE Study Group の声明では[5]，高齢期の骨格筋維持を目的としたタンパク質の推奨量は，体重 1kg あたり 1.0 ～ 1.2g/日であり，有疾患者では 1.2 ～ 1.5g/日，重症疾患や炎症が亢進した患者では 2.0g/日を推奨している（推定糸球体濾過量が $30mL/min/1.73m^2$ 未満のステージIVより重度の腎不全は例外）．また，体重減少には直接関与しないが，カヘキシアで頻発する貧血は易疲労性などの症状を強めるため，鉄欠乏症をはじめとした微量栄養素の評価も考慮する．運動では，筋量・筋力改善効果のあるレジスタンストレーニングが基本となるが，その具体的方法論については他稿を参照されたい．

　以上のカヘキシア改善の考え方は，カヘキシアの予防にも通じる．すなわち，適切な標準治療薬の内服遵守と生活習慣による病態管理を行い，その上で，十分な栄養摂取と運動習慣を身につけることが予防の基本であり，心不全リハビリテーションのゴールといってもよい．

最後に

　本稿では，主に心不全によるカヘキシア由来のフレイルにつき，その発生機序，改善方法につき概説した．高齢患者が多い心不全は，病態の自己管理が困難である場合が多いが，疾患バイオマーカーに加え，体重と食欲モニタリングが如何に重要となるかが強調されるべきと思う．

文献

1) Evans WJ, Morley JE, Argilés J, et al. Cachexia: A new definition. Clin Nutr. 2008; 27: 793-9.
2) Fried LP, Tangen CM, Walston J, et al. Frailty in older adults: evidence for a phenotype. J Gerontol A Biol Sci Med Sci. 2001; 56: M146-56.
3) Cruz-Jentoft AJ, Baeyens JP, Bauer JM, et al. Sarcopenia: European consensus on definition and diagnosis: Report of the European Working Group on Sarcopenia in Older People. Age Ageing. 2010; 39: 412-3.
4) Fearon K, Strasser F, Anker SD, et al. Definition and classification of cancer cachexia: An international consensus. Lancet Oncol. 2011; 12: 489-95.
5) Bauer J, Biolo G, Cederholm T, et al. Evidence-based recommendations for optimal dietary protein intake in older people: A position paper from the prot-age study group. J Am Med Dir Assoc. 2013; 14: 542-59.

〈足立拓史　山田純生〉

フレイルと骨粗鬆症

POINT OF STUDY

❶ フレイルと骨粗鬆症は互いに関連の強い疾患であり，骨粗鬆症のリスク因子である加齢，低栄養，性ホルモン低下，メカニカルストレス減少などは，フレイルにも関連する．

❷ フレイルと骨粗鬆症は加齢に伴って相互に影響を及ぼしながら病態が進行していき，要介護状態，生命予後の悪化に繋がる．

❸ サルコペニアと骨粗鬆症には共通の病態メカニズムが存在することが示唆されている．

❹ 筋と骨の相互作用（筋骨連携）がサルコペニア・フレイルと骨粗鬆症の病態に関与する可能性が考えられる．

❺ フレイルと骨粗鬆症の両者を視野に入れながら，予防・治療を行う必要がある．

はじめに

　健康寿命を延伸するためには，フレイルと同様に加齢と共に患者数が増加する骨粗鬆症への対策の重要性が増している．骨粗鬆症に伴う骨折は，患者の日常生活動作の低下と寝たきり状態（要介護状態）に直結させることにより，Fried らが提唱した悪循環モデルであるフレイルサイクルを加速させ，生命予後を悪化させる原因となる．また，フレイルの中核的な疾患概念として重要なサルコペニアは骨粗鬆症と密接に関連することが示されている．本稿ではフレイルと骨粗鬆症の関連について，筋と骨の相互連関の視点を含めて概説する．

骨粗鬆症

　骨粗鬆症の患者数は約1300万人とされ，超高齢化社会を迎えたわが国においては今後もさらに増加すると考えられている．骨粗鬆症は単なる骨の老化現象ではなく，骨のミネラル成分の減少による低骨密度と骨の微細構造などの骨質の劣化によって骨強度が低下し，骨折リスクが高くなる疾患である．骨粗鬆症患者では，立位からの転倒など軽微な外力によって骨折が生じやすく，骨折後はしばしば介護や入院が必要となる．そのため，骨粗鬆症の予防・治療の目的は，骨折を防止するのみならず日常生活動作と生活の質を維持することが中心となる．薬物療法によって十分な治療効果を得るためには，基本療法として食事・運動療法と転倒予防が適切に行われている必要がある．骨粗鬆症の危険因子としては，加齢，性ホルモン低下，ビタミンD

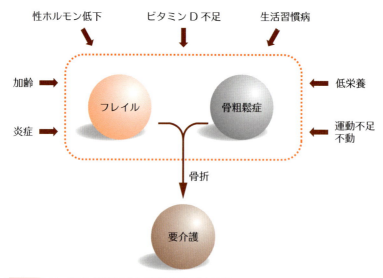

図1　フレイルと骨粗鬆症に影響を及ぼす要因
骨粗鬆症の要因として，加齢，性ホルモン低下，ビタミンD不足，低栄養状態，炎症，生活習慣病，運動不足，不動状態によるメカニカルストレスの減少などが挙げられるが，これらの因子はいずれもフレイルとの関連が強い．フレイルと骨粗鬆症は互いに影響を及ぼしながら病態が進むと考えられる．

不足，低栄養，炎症，生活習慣病，運動不足，不動状態によるメカニカルストレスの減少などが挙げられるが，これらの因子はいずれもフレイルとの関連も強いことが知られる 図1 ．

フレイルと骨粗鬆症の関連

　フレイルと骨粗鬆症は相互に関連し，フレイル・プレフレイルの患者では骨折を合併する患者が多く，骨折リスクが高いことが示されている[1]．その理由の一つとしては，フレイルにより転倒リスクが増加することが挙げられる．身体的フレイルの診断に用いられている身体機能評価モデルと，精神心理的要因・社会的要因・身体的要因を含めたフレイルの定量評価に用いられる機能障害評価モデル（frailty index）のいずれもが，骨折の予測に有用であることが示されている．身体機能評価モデルによりフレイルと診断された女性では，大腿骨近位部骨折のリスクが1.40倍，非椎体骨折のリスクが1.25倍に増加する[2]．さらに，機能障害評価と骨折リスクの関連については，frailty indexが0.10増加するごとに大腿骨近位部骨折のリスクが1.18倍，症状を伴う椎体骨折のリスクが1.30倍に増加することが示されている[2]．また，骨粗鬆症の骨折リスクを評価するツールとして，WHOが提唱したFRAX（fracture risk assessment tool）が広く用いられているが，frailty indexはFRAXと同等に高齢者における骨折リスク評価に有用であることが報告されている[2]．これらの知見は，フレイルの程度と骨折リスクの間に密接な関連があることを示唆する．

　一方，高齢女性において，骨粗鬆症による骨折の前後におけるfrailty indexの変化が検討され，主要骨折（大腿部近位部骨折，上腕骨近位部骨折，橈骨遠位端骨折，症状を伴う椎体骨折）の後では，frailty indexが有意に増加することが示されている[3]．これは，骨粗鬆症がフレイル度を進行させる原因となることを示唆し，骨粗鬆症とフレイルは相互に影響を及ぼし合いながら，病態が進行していくと考えられる．

サルコペニアと骨粗鬆症

　フレイルの中核的な疾患概念として重要なサルコペニアと骨粗鬆症の関連については，多くのエビデンスが集積されてきた[4]．高齢者において，骨格筋量および筋力・筋機能の増加は，それぞれ独立して，骨密度増加や骨折リスク低下に関連する．つまり，筋量や筋機能が低いと骨密度が低く，骨折リスクが増加するという関係がある．骨粗鬆症の要因である，加齢，内分泌因子，栄養状態，メカニカルストレスなどはサルコペニアにも関連する要因であることから，サルコペニアと骨粗鬆症には共通の病態メカニズムが存在することが想定される．その機序の一つとして，筋と骨に同時に影響を及ぼす因子の存在が考えられる．

筋骨連携

　筋と骨に影響を及ぼす因子として，内分泌因子，メカニカルストレスなど様々な因子が明らかになっている [4]．内分泌因子のうち，ビタミンD，成長ホルモン（GH）/インスリン様成長因子-1（IGF-1）系，男性ホルモンは特に重要である．高齢者ではビタミンD不足・欠乏が高頻度でみられるが，ビタミンD欠乏は低骨密度，低筋量，筋機能低下と関連する．GH/IGF-1系は加齢により低下することが知られており，サルコペニアと骨粗鬆症に関与する可能性が考えられる．また，長期間の臥床による不動は，筋と骨に対するメカニカルストレスの減少により，廃用性の筋萎縮と骨密度低下を引き起こす．
　これらの知見を背景として，筋と骨は互いに影響を及ぼし合うという新しい概念「筋骨連携」が提唱されてきた[5]．筋は腱を介して骨に結合しており，筋収縮によって発生したメカニカルストレスは局所的に骨に影響を及ぼす．また，最近は，筋と骨が体液性因子を分泌することにより他の器官に作用を及ぼすことにより，内分泌器官として働くことも注目されている．骨格筋か

ら産生される体液性因子をマイオカイン，骨から産生される体液性因子をオステオカインとよぶ．筋と骨はこれらの体液性因子を介して相互に影響を及ぼし合うことが想定され，骨代謝に影響を及ぼすマイオカインとして，マイオスタチン，アイリシン，インターロイキン（IL)-6などが，骨格筋に影響を及ぼす骨由来の体液性因子として，オステオカルシン，スクレロスチンなどが報告されている 図3 ．これらの体液性因子の多くは運動によってその産生が調節され，運動療法との関連においても注目される．

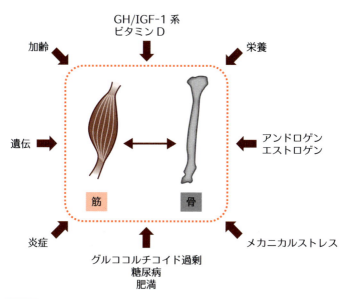

図2 筋と骨に同時に影響を及ぼす因子
筋と骨に同時に影響を及ぼす因子として，遺伝，加齢，GH/IGF-1系，栄養，性ホルモン，メカニカルストレス，グルココルチコイド過剰，糖尿病，肥満，炎症などが明らかになっている．
GH: 成長ホルモン，IGF-1: インスリン様成長因子-1

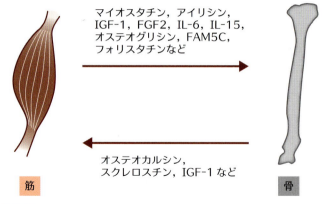

図3 筋骨連携に関与する体液性因子

筋と骨は体液性因子を介して相互に影響を及ぼす．骨代謝に影響を及ぼす筋由来の体液性因子として，マイオスタチン，アイリシン，IGF-1，FGF2，IL-6，IL-15，オステオグリシン，FAM5C，フォリスタチンなどがある．一方，骨格筋に影響を及ぼす骨由来の体液性因子として，オステオカルシン，スクレロスチン，IGF-1 などがある．
IL: インターロイキン
FGF2: 線維芽細胞増殖因子2
FAM5C: family with sequence similarity 5, member C

フレイルと骨粗鬆症の治療的アプローチ

　骨粗鬆症とフレイル・サルコペニアの治療にも関連性が見られる．低タンパク摂取や低栄養状態でみられる低アルブミン・IGF-1血症では骨折リスクが増加することが知られており，骨粗鬆症の食事療法には，カルシウム，ビタミンD，適切なタンパク質摂取を含めたバランスの良い食事が基本となる．さらに，運動は骨密度を増加させると同時に，筋量・筋機能を改善することで転倒・骨折の予防に繋がることから骨粗鬆症予防・治療における基本的な要素となっている．一方，フレイル・サルコペニアにおいても，必須アミノ酸を含む栄養介入とレジスタンス運動など筋量・筋機能改善を目的とした運動の併用が推奨されている．ビタミンDが欠乏すると転倒リスクが増加することから，フレイル・サルコペニアに対してもビタミンD欠乏の回

避は重要とされる．このように，骨粗鬆症とフレイル・サルコペニアには，食事・運動療法として，共通点が多い．

　サルコペニアの薬物療法は今後の課題であるが，サルコペニアの治療薬としての標的は骨粗鬆症の治療標的と共通したものが多く，筋・骨連携因子を標的とする薬剤が，フレイル・サルコペニアと骨粗鬆症の両者の治療に有効となる可能性が期待される．マイオスタチンは筋量を減少させる因子として知られるが，骨量を減少させる作用を有することが，最近の研究により明らかになってきた．サルコペニアの治療薬として期待されるマイオスタチンの作用を阻害する薬剤が，骨粗鬆症の治療薬としても有効であることが期待される．筋や骨に選択的にアンドロゲン作用を発揮する選択的アンドロゲン受容体モジュレーターについても同様なことがいえる．

おわりに

　フレイルと骨粗鬆症は，共に高齢者に多く，それぞれが要因となることにより関連し合って，結果としてフレイルの程度が悪化していく．さらに，フレイルの重要な要因となる認知症や精神疾患も骨粗鬆症の原因となることも明らかとなってきており，フレイルと骨粗鬆症は両者を視野にいれながら，予防・診療を行っていくことが重要であると考えられる．

文献

1) Kojima G. Frailty as a predictor of fractures among community-dwelling older people: A systematic review and meta-analysis. Bone. 2016; 90: 116-22.
2) Li G, Thabane L, Papaioannou A, et al. An overview of osteoporosis and frailty in the elderly. BMC Musculoskelet Disord. 2017; 18: 46.
3) Li G, Papaioannou A, Thabane L, et al. Frailty change and major osteoporotic fracture in the elderly: data from the global longitudinal study of osteoporosis in women 3-Year Hamilton Cohort. J Bone Miner Res. 2016; 31: 718-24.
4) Kawao N, Kaji H. Interactions between muscle tissues and bone metabolism. J Cell Biochem. 2015; 116: 687-95.
5) Kaji H. Effects of myokines on bone. Bonekey Rep. 2016; 5: 826.

〈河尾直之　梶　博史〉

V

フレイル介入の実践

1 病院での実践

POINT OF STUDY

❶ フレイルを伴う高齢者は多様であり，包括的視点が必要である．
❷ 多方面にわたる評価，予防，介入には多職種連携が重要である．
❸ 病院でフレイルの概念を共有することが課題である．

老年期とフレイル

　老年期とは，ライフサイクルの中の最終段階に位置する．前期高齢者は，労働や子育てから解放され，社会的活動に参加し，自由に生活することが可能である．最近の老年医学・看護分野において「フレイル」という概念が注目されている．この概念は，些細なストレスで健康を失いやすく脆弱な状態を示し，要介護状態とは区別されている[1]．前期高齢者に比較して，後期高齢者は旧来の意味での老年期で，心身の衰え，感覚器の低下，精神機能低下，疾患の合併，社会的能力の低下が目立ちフレイルに陥りやすくなり，人生の最終段階を迎える準備をすることになる．

　フレイルから要介護状態へは，簡単に移行する．フレイルは，転倒，骨折，施設入所，入院，要介護状態，死亡などの転機に陥りやすい[2]．このような事象に至る過程で，フレイルを予防し，特に後期高齢者では，健康寿命の延伸が我々の課題である．

高齢者の問題点

我々老年看護に携わる人に必要なのは，高齢者の意思を尊重し，その人がその人らしく生きられるように援助することである．そのためには，高齢者の心身機能，社会機能など全体を包括的にアセスメントし，その人のもつニーズを把握する必要がある．さらに，高齢者が今後の人生を歩むためには，何が最善な方法かという視点をもつことが多職種共同による援助のプロセスになる．

高齢者が治療を受ける際には，環境の変化のみならず，安静，食事・水分制限，点滴・薬剤治療などが，それまでの生活習慣の変更を余儀なくされる．病気を患うことへのストレス以外にも生活スタイルが変化することは，高齢者にとって大きな負担である．高齢者は，容易に食欲，意欲低下から低栄養をきたし，疲労感や筋力の低下を招く．身体機能が低下すると活動度も徐々に低下し，さらなる体重減少と低栄養に拍車をかけフレイルサイクルの悪循環に陥る．

フレイルの基本的な予防

フレイルは，認知機能低下・転倒・閉じこもり・疾患や身体機能の低下により，容易にフレイルに陥る．フレイルは，早期に介入することで可逆性がみられる．

当センターでは，Fried ら[2] の CHS（Cardiovascular Health Study）基準を使用せず，日本版 CHS 基準（J-CHS 基準）[3] や基本チェックリスト（KCL）を利用している．KCL は回答時間も 10 分程度であり，診察の待ち時間に簡単に評価が可能である．KCL は，手段的日常生活，運動機能，栄養状態，口腔機能，閉じこもり，認知機能，気分などの 7 つの領域の質問がカテゴリ化されているため，対策や介入を行うべき問題を絞ることができる．また，フレイルには，3 つの要素があり，身体的フレイル，精神心理的

フレイル，社会的フレイルとよばれる．これらは，KCL の項目にも網羅されており，フレイルの要素も確認することができる．

高齢者は多様である

　病院という場所は，非常に特殊な空間であり，そこで出会う高齢者もまた特殊な高齢者である．高齢者にも様々であり，90歳を過ぎても畑作業をしている方，認知症や併存症をもつ70歳代の寝たきりの方も存在する．つまり，年齢はその人の重要な要素であるが，我々が遭遇する病院の高齢者はADL の低下，認知機能障害，複数の併存症，多剤併用などがあり，何らかの病態をもった患者である．このような高齢者は，一般の高齢者とは違う区別する必要がある．高齢者の症状や病態は様々で，教科書に沿った治療やケアができないことが多くみられる．入院によってせん妄，転倒・骨折など医療介入により有害事象に遭遇する場合もある．以上のことから，フレイルやそれに起因する老年症候群について熟知し，高齢者を把握するスキルの習得が求められる．

包括的な評価

　高齢者が外来受診や入院などした場合，生活の状態や環境，身体機能について問診する．重要なことは，私たちが収集した情報から高齢者の自立機能の予後を評価できるかどうかである．

　治療や管理，ケアは，QOL を維持し，生活が継続できるようにするが，それらを支える情報が療養指導，退院指導，在宅支援へ生かされて目標が達成される．

　病院におけるフレイルの評価は，その人のもつ併存疾患，身体機能（呼吸，循環，腎など），認知・精神機能，視聴覚・口腔機能，社会背景をマネジメントする必要がある 図1 ．プレフレイル，フレイルな高齢

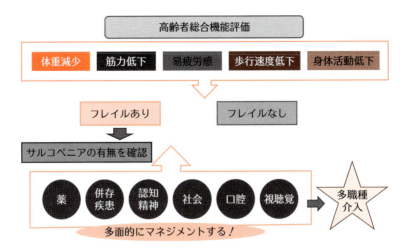

図1 フレイル判定から介入までのアセスメント

者では，入院を契機に変化する可能性もあるため，高齢者総合機能評価（Comprehensive Geriatric Assessment: CGA）などによる多面的な評価が重要である．

多職種介入によるフレイル予防

多職種連携とは，質の高いケアを提供するために，異なった専門的背景をもつ専門職が，共有した目標に向けて共に働くことである．

フレイルへの実践も同様に，多職種における連携が必要である．フレイルには，身体的フレイル以外にも心理認知，社会的フレイルの要素がある．疾患の診断以外の社会的，生活背景などは看護からの情報提供が大きな手がかりとなる 図2 ．フレイルは，多面的側面をもちながら，可逆性をもち合わせている．疾患の治療と並行してケアの援助を進めていくことは，フレイル進行予防，改善に大きく役立つといえる．しかしながら，フレイルに対する運動指導介入や多職種連携による介入の有効性の報告が散見されるようになってきたが確立されたものはないのが現状である[4,5]．

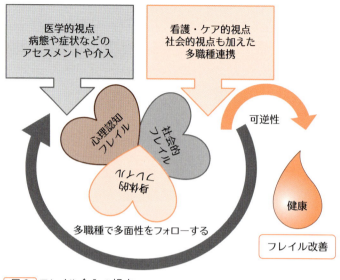

図2 フレイル介入の視点

フレイル予防糖尿病教室の紹介

　フレイルの予防と改善で重要なことは，栄養管理，運動，社会性の保持である．その中で，多職種で連携をとりながら，病気の管理，生活リズムを調整する，活動力を高めるといった役割を担っていく必要がある．

　今回は，高齢糖尿病患者への転倒とフレイル予防への取り組みを紹介する．糖尿病外来に通院する65歳以上の高齢糖尿病患者300名において，転倒あり群は94名であり，その中で，フレイルと判定されたものは59名（62.8％）であった[6]．

　そのため，糖尿病教室に，フレイルと転倒を予防するプログラムを追加している．内容は，運動と栄養，自宅で生活指導を強化したものであり，教室を月に1回，10回継続した．自宅での食事や運動の状況を「フレイル予防教室ノート」に記載してもらい毎回教室参加時に看護師が確認し，管理栄養士，理学療法士から指導を行った 図3 ．教室前後には，フレイルの評価

フレイル予防糖尿病教室の表とグラフ

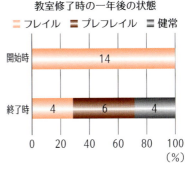

図3 フ教室ノート記載例および教室修了群の1年後の状態
ノート：転倒したら，赤丸をつける．運動した日は○，しなかった日は×を記入する．
また，万歩計は，毎日使用し歩数を記入する．
グラフ：要介護状態にならなかった教室修了者の1年後の状態
開始時点でフレイルであった14名は，要介護状態へ移行しなかった

を行い食事，講義，体操を盛り込んだ内容とした．2015年に糖尿病フレイル予防教室に参加した，フレイルな教室修了者14名は，要介護状態へ移行することはなく，健常やプレフレイルへ移行した修了者が10名もみられた 図3 ．さらに，1年間に，転倒することなく，要介護状態への移行もみられなかった．このように，多職種による介入と食事，運動，自宅での生活習慣を確立することは，転倒やフレイルの進行を予防に役立つといえる．

病院が果たす役割

　超高齢化が進む日本において，高齢者へのフレイル介入は大きな課題である．しかし，全国の病院におけるフレイルの認知度はまだまだ低い状況にある．我々の糖尿病チームがフレイルへの介入が成功したのは，①「フレイル」の知識やスキルを多職種スタッフが身につけていたこと　②病院に糖尿病チームが存在していたことが，鍵であった．存在しないチームを作り，組

織を動かすことは大変難しいことである．この本を手にした方々は，フレイルといった概念をスタッフと共に共有し，病院内に広めることをお勧めする．現時点で存在するチームや組織を活用し，力を合わせて取り組みことがフレイル介入への近道なのである．

文献

1）荒井秀典，編．フレイルハンドブック：ポケット版．東京：ライフ・サイエンス；2016．p2．
2）Fried LP, Tangen CM, Walston J, et al. Frailty in older adults: evidence for a phenotype. J Gerontol A Biol Sci Med Sci. 2001; 56: M146-56.
3）Shimada H, Makizako H, Doi T, et al. Prevalence of frailty and mild cognitive impairment in a population of elderly Japanese people, JAMDA. 2013; 14: 518-24.
4）Lee PH, Lee YS, Chan DC, et al. Interventions targeting geriatric frailty: A systemic review. Journal of Clinical Gerontology and Geriatrics. 2012; 3: 47-52.
5）Cameron ID, Fairhall N, Langron C, et al. A multifactorial interdisciplinary intervention reduces frailty in older people: randomized trial. BMC medicine. 2013; 11: 65.
6）サブレ森田さゆり，高梨早苗，嶋田佳世子，他．転倒歴のある高齢糖尿病患者の転倒要因の検討．転倒予防学会誌．2014；1：33-9.

〈サブレ森田さゆり〉

2 フレイル介入の実践　在宅医療

POINT OF STUDY
❶ 在宅医療は最もフレイルが進んだ患者を診る診療形態である．
❷ 栄養管理，転倒防止，在宅リハビリテーション，入院治療の回避など，在宅での治療行為の多くがフレイル対応といっても過言ではない．
❸ 在宅療養に携わる多職種連携での支援が重要である．
❹ 医療専門職の活動の有効性に関して医師はケアマネジャーに助言したい．

はじめに

　在宅医療は，通院不能患者を診療する．その意味では，最もフレイルが進んだ患者を診る診療形態である．栄養管理，転倒防止，在宅リハビリテーション，入院治療の回避など，在宅での治療行為の多くがフレイル対応といっても過言ではない．以上を踏まえ，在宅医療においての具体的な対応について述べてみたい．

在宅医療におけるフレイル進行予防対策

　在宅医療では，患者全員が身体障害あるいは認知症（知的障害）を有する．その意味では，在宅医療を受ける患者（以下「在宅患者」）全員にフレイルがあるといってもよいし，全員に対策が必要といえる．在宅患者では，がん患者は，在宅医療受療期間が比較的短く，多くは最期に近い時期までADL（activities of daily living）が保たれる．一方，非がん患者では，寝たきりの期間も長いため，よりフレイルに着目した対応を行うことになる．
　医師は傷病を中心に支援を考えるので，「生活のなかみの支援」「生活の楽

しみの支援」は比較的不得意な分野であろう．しかし，このような支援が，フレイルの進行予防に重要である．その意味でも，多職種連携での支援が重要である．

体重・身長測定とBMIの計測（推定）[1]

　在宅医療現場での体重測定は容易ではないが次のような方法がある．デイサービス事業所などでは，車いすのまま計測できる体重計をもつ事業所もあり，得られる情報を利用したい．体重計を2個用い，介助者2人でタオルなどを利用して患者を持ち上げ，「合計体重から介助者の体重を引く」ことでも体重を得られる．

　BMI（body mass index）を求めるには，身長が必要である．身長測定も必ずしも容易ではないが，下腿長（膝高）から身長を推定する方法がある．「踵部の足底」から「大腿前面下部の膝蓋骨から5cm上」までの長さLを測定し，下記計算で推定する．

　（男性）身長＝115.3＋（1.13×L（cm））－（0.12×年齢）
　（女性）身長＝123.9＋（1.20×L（cm））－（0.40×年齢）

栄養管理

　運動をしないでダイエットをすると骨格筋量が減少しやすいことが知られており，その意味では，ADL低下障害者である在宅患者において低栄養はフレイルに直結しうる．平成24（2012）年に行われた在宅患者990名に対する栄養調査[2]によれば，「低栄養」は356名（36.0％），「低栄養の恐れあり」は335名（33.8％）にのぼった．つまり，在宅医療現場の栄養への対応は低栄養との対決であり，一般的な栄養指導などが必ずしも有効ではない．

　認知症の人や抑うつ状態の人，孤立環境のために食事を楽しめない人などでは，「どう食べる気になってもらうか」が課題である．食事を作る家族

も，高齢で虚弱であることは珍しくない．「家族に（適切な）食事を作る気になってもらう」「家族の調理能力の限界の中で対応する」ことが支援課題となる．

1. 低栄養の原因想定

（1）原因推定と支援の開始

小野沢は，Moley らの低栄養原因一覧を翻訳し，「薬は一人で孤独に飲む，工場減少しお金はなし」という語呂合わせを提唱した[1]．「薬」は「薬剤副作用」，「は」は「歯科・口腔の問題」，「一人」は「一人で食事が摂れない」，「で」は「Dementia」，「孤独に」は「孤食」，「飲む」は「嚥下障害」，「工場」は「甲状腺機能亢進・低下」，「減」は「減塩食などの食事制限」，「少」は「少なすぎる栄養投与量」，「お金」は「金銭問題」，「し」は「消化管の問題」である．また，味覚障害がありそうなときには，亜鉛を計測してみる価値がある．

在宅患者では，身体的・精神的ダメージで，容易に食欲が低下する．代表的なものに，死別での食欲低下，骨折での食欲低下，感染症回復後の食欲低下などがある．また，孤食，孤立，家族関係の問題に気づくとよい．

（2）自宅環境の課題

ADL 低下患者や認知症患者では，食生活が貧困な内容になりがちである．自力で食事が作れる場合でも，内容が単調であったり，作り置きしたものを食べ続けることも珍しくない．独居の場合や，いわゆる「老々介護」の場合は特にそうである．ホームヘルパー（経済的に恵まれている場合には家政婦）などの導入は価値がある．デイサービス（での食事）を週に何回か組み込む，配食サービスを利用する，なども有効である．

（3）介護施設での留意点

介護施設などでよくあるのが，「支援者が食事量を制限する」行為である．「やせていることが良いという誤解」「栄養管理は食事制限が基本との誤解」に由来すると思われる．筆者は，「この患者さんには，食事も無制限に提供してよい（主食の「大盛り」や「おかわり」など）し，持ち込んだものも無制限に食べさせて良い」と話すことも多い．

介護施設では「夜間は食事を出してもらえない」制約があり，睡眠覚醒リズム障害がある場合には留意を要する．また，嗜好が偏り，「同じ内容の単調な食事」なら食べられる人がいる．こういう患者では，「介護施設などでバラエティに富む食事を提供されると食事量が低下する」が，「自宅で決まったものが提供されると食べられる」場合がある．

2．補助食品と薬物療法

摂取量が少ないと思われるとき，三食に加えて，プリン，アイスクリーム，市販の高カロリーのジェルなど，エンシュアリキッド®やエネーボ®などを，間食として摂取する方法も簡便に可能である．嚥下能力低下に対しては，エナラプリル，シロスタゾール，アマンタジンなどを試みることができる．

食欲低下には，シプロヘプタジン，ミルタザピン，クエチアピン，スルピリドなどを試みることができる．これらは鎮静作用があるため，逆に活動性や食欲を低下させ得る．少量から開始し，慎重に経過を観察する．夏の猛暑による食欲低下，大腿骨骨折などによる食欲低下で，輸液に反応性のないものでは，ステロイドを一時的に使用して乗り切れることもある．

一方，食欲を低下させる薬物の中止・休薬も考慮したい．鎮静作用のある薬物，NSAID など腸管に負担のかかる薬物，鉄剤のように嘔気を誘発する薬物などは，中止で食欲が改善することが少なくない．

3．管理栄養士，歯科専門職の導入

栄養管理で迷ったら，「管理栄養士を導入する」とよい．ただし，在宅現場で活動する管理栄養士は少ない．口腔機能，嚥下，食形態の課題に関しては，歯科医師，歯科衛生士と連携したい．

リハビリテーション（以下「リハ」）と関連事項

1. 転倒・骨折予防

　転倒・骨折の予防はフレイル予防において重要である．医師がまず行えることは，鎮静作用，筋弛緩作用のある薬物の減量・中止である．また，自宅での導線を工夫し，伝って歩ける家具などや手すりなどの設置も重要である．ヒッププロテクターの利用もよい．看護師やリハ専門職と連携することでこれは実現される．

2. 患者の活動性に応じた対応

　屋外歩行ができる患者は少数であるが，可能な者には，習慣的に屋外歩行を行う介護プランを作りたい．筆者の受持患者で103歳になっても屋内歩行自立で，株取引を自宅コンピュータで行う男性がいたが，毎日，一周20メートル程度の「庭にある円形の道」を歩行器で2周歩行することを日課にしていた．

　屋内歩行可能な患者には，生活空間での移動（トイレへの移動や食事場所への移動など）が維持されるような療養環境整備を行いたい．

　また，デイサービスやデイケアなどを利用することは有意義であるし，その事業所に筋力トレーニング設備などがある場合には，利用したい．また，「買い物に行く」でも，「ヘルパーが買い物に行く」よりも「買い物に介護者が同行支援」が優れている．

　屋内歩行ができない患者でも，日常の端座位励行により，体幹の筋肉や，バランスの能力が鍛えられ，また，起立性低血圧が生じにくくなる．「歩行や立位ができるようになる」を希望する患者は多い．立つためには，上半身が直立姿勢を保つ必要があり，「端座位の練習が歩く練習である」ことを伝えると，端座位励行の動機づけになりえる．端座位励行から始めて，次第に下肢にも重心の一部をかける練習をしていると，立位や歩行の能力を再獲得する者もある．端座位が安定すると食事の姿勢が安定し，誤嚥予防効果があると考える．

3. 訪問リハ

　可能な限り，訪問リハを導入したい．在宅リハの本質は「動作分析により，患者の身体に合い，生活空間に合った，最も力が少なくて済み，安全な動作」をリハ専門職に思いついてもらうことである[3]．動作分析をもとにリハプログラムを実施すると，想像以上に動作が円滑になったり行動範囲が広がることがある．

絶食と入院の回避

　気道感染症治療などで「絶食にして輸液」が病院治療ではよく取られる．しかし，在宅医療を経験した医師は「絶食にして点滴」という発想をしなくなることが多い．これは，在宅医療現場では，1日に行える輸液量も少なく，絶食にすることにもリスクが大きいためでもある．また，輸液はときに劇的に効果がある半面，効果がないことも少なくない．むしろ，嚥下に大きなリスクがない限り，可能な限り経口摂取を行いながら治療を進めたい．

　また，急性疾患などの入院でADLが低下することは頻回に経験する．自宅で肺炎などを治療した場合も，同様の現象を観察することがある．したがって，「大きな身体合併症をきたさないような医学管理」がフレイルの進行予防の要諦である．口腔ケア，インフルエンザワクチン，肺炎球菌ワクチンなどの投与を通じて急性疾患を可能な限り回避したい．

ケアマネジャーへの助言

　フレイル進行予防は，看護，リハ，歯科医療，薬剤管理，栄養管理などの医療専門職の協働によってなされることが多い．しかし，ケアマネジャーは介護職出身者が多く，これらのサービス導入は医師が助言しなければならないことが多い．その意味でも医師の役割は大きいと考えている．

文献

1) 小野沢滋，編著．在宅栄養管理：経口から胃瘻・経静脈栄養まで（在宅医療の技とこころ）．南山堂．2016．
2) 国立長寿医療研究センター．平成 24 年度老人保健健康増進等事業「在宅療養患者の摂食状況・栄養状態の把握に関する調査研究」報告書．平成 25 年 3 月．
3) 藤井博之，編著．リハビリテーションとしての在宅医療（在宅医療の技とこころ）．南山堂．2011．

〈和田忠志〉

通所サービスでの実践

3

POINT OF STUDY

❶ 通所サービスの利用者におけるフレイルとは，同じリスクに曝された場合に，強健な者よりも健康が障害されやすい状態と考える．

❷ フレイルとは多面的な概念であるため，Fried の基準を参考に利用者の課題を整理すると良い．

❸ 栄養面のフレイルに対する介入には MNA® が有用である．

❹ 活動面のフレイルに対しては，入浴動作，自宅敷地内での屋外歩行などに着目したい．

❺ 消耗をきたしたフレイルに対しては，意欲の向上に資する取り組みが必要となる．

はじめに

　現場でフレイルに応じるに当たっては現場職員各位がフレイルを正しく理解していることが望まれるが，フレイルの学術的な定義はまだ確定しておらず，フレイルに関する認識は職員間で共通しないのが現状である．本稿ではフレイルを「加齢に伴う機能低下によって予備力が低下し，健康を障害するようなイベントが生じた場合に，強健な者よりも大きく健康が障害されてしまう状態」と定義する．フレイルは，健康な状態と日常生活に介助を要する状態（要介護状態）の中間であり，要介護状態の前段階と捉えられることも多いため，通所サービスを利用する要支援・要介護者はあまねくフレイルであると考えられることが多い．しかし，実際には要支援・要介護者であってもフレイルな者とそうでない者が混在しているはずである．対象を慎重に評価し，対象者の特性に合わせて適切に介入することが，通所サービスにおいてフレイルに介入する際にも重要な点である．

通所サービスにおけるフレイル評価の総論

フレイルとは，体重減少や筋力低下などの身体的な機能低下のみならず，気力の低下や精神面の変化，社会的環境をも含んだ多面的な概念である．フレイルを構成する複数の要因のうち，どの要素に問題があるのかを評価するに当たっては，フレイルの診断にも用いられている Fried の基準を参考にするとよい．この基準は以下の 5 項目からなる（詳細は別章を参照のこと）．

フレイルの評価基準

①栄養：体重減少により評価する．意図しない年間 4.5kg または 5%以上の体重減少がある場合に栄養摂取に関する問題を疑う．

②活動：身体活動量により評価する．軽い運動や軽作業などを習慣的に行っていない場合に活動面での問題を疑う．

③消耗：自覚的な倦怠感を評価する．わけもなく倦怠感を感じていたり，何をするにも面倒だと感じていたりする頻度が多い場合に精神・身体両面での消耗を疑う．

④筋力：握力で評価する．利き手もしくは障害がより軽度な側で握力を測定し，男性 26kg 未満，女性 18kg 未満の場合に筋力低下を疑う．

⑤歩行：歩行速度で評価する．5m の歩行路を歩ききるのに 5 秒以上を要する（歩行速度 1.0 m/秒未満）場合に歩行速度が低下していると判断できる．

以上の評価基準を参考に，フレイルのどの要素に問題があるかを評価する．多くはインタビューのみで評価できるため，必ずしも専門的な計測機器や設備があるとは限らない通所サービスの現場において有用である．より詳細な聞き取り調査として「基本チェックリスト」を用いるのもよい．注意点としては，これらの評価はあくまでもスクリーニングであり，問題が疑われる場合には生活状況に関する具体的かつ詳細な聞き取り調査が必須であることである．

栄養面でのフレイルに対する方策

　直近1年で4.5 kgまたは5%以上の体重減少がある場合には栄養摂取に関する問題を疑い，これを調査する必要がある．1年で4.5 kg以上もの体重減少を認めるケースは稀であり，該当する場合には明確な健康被害が疑われる．感染などの急性疾患が背景にある場合には原疾患への速やかな対応が求められるため，医療機関への受診を促す．一方で，特段の健康被害に曝されずとも，習慣的な食事摂取量の不足により5％程度の体重減少を生じることはめずらしくなく，多くの利用者はこれに該当することが予想される．こうしたケースでは食生活に問題のあることが自覚されないことも多いため，食生活についての具体的な聞き取りが必要となる．

食生活に関する調査内容
- 1日の食事回数
- 主に食事の支度をするのは誰なのか
- 食事動作に手助けが必要か
- 直近の食事内容（メニューと提供量，摂取量）
- ともに食事をとる者はいるか

　独居高齢者であっても，訪問介護サービスなどを利用しておりホームヘルパーが食事を提供している場合には，食事内容はある程度保証される．こうしたケースでは食事の摂取量が問題となることが多いため食事の回数や提供量に対する摂取割合を調査しておく必要がある．食事動作や嚥下機能に障害があり，他者の介助により食事を行っている場合には，介助方法を再検討することで低栄養が改善する可能性がある．食事内容に関しては，管理栄養士による栄養指導が行えると理想的だが，通所サービスを提供する事業所には管理栄養士が所属しないことも多い．そうした状況では「Mini Nutritional Assessment：MNA®」が有用である．Full versionでは低栄養のキーとなる食事内容（乳製品の摂取量など）について触れられており，介入に当たってもこれが参考となる．通所サービスにおける食事提供の指針とするだけで

なく，在宅での食事に関するアドバイスとしても活用したい．

目標とすべき食事摂取内容
- 乳製品（牛乳，チーズ，ヨーグルト）を毎日1品以上摂取する
- 豆類または卵を毎週2品以上摂取する
- 肉類または魚を毎日摂取する
- 果物または野菜を毎日2品以上摂取する
- 水分（水，ジュース，コーヒー，茶，牛乳など）を毎日5杯以上摂取する

　一人きりで食事を摂ること（孤食）により，食生活に偏りが生じて低栄養状態に陥りやすくなることから，家族や友人と一緒に食事を摂ること（共食）が勧められている[1]．通所サービスにおいて他の利用者や職員と共に食事を摂る機会は，まさに共食の場である．通所サービスでの共食を最大限に楽しんでもらえるよう配慮することで，食欲の増進に繋がり，低栄養を改善できる可能性もあるだろう．

活動面でのフレイルに対する方策

　通所サービスは要支援者・要介護者にとっての活動の機会として提供されることも多く，それ故に，通所サービスを利用するほとんどがすでに活動面でのフレイルに陥った状態であるといっても過言ではない．詳細評価として生活状況を聴取することが必須となる．
　自宅内や屋外での活動頻度を増やしていくために通所サービスで行える取り組みには以下のようなものがある．

1．入浴動作の練習
　自宅での入浴が困難になったことにより，入浴サービスを提供している通所介護を利用しはじめるといった事例は少なくない．介護職員が浴場に同伴する通所介護での入浴は，入浴動作の評価や練習の機会として理想的であ

る．特に要介護度の低い利用者にとっては，利用者の能力に応じた環境改善のアドバイスや入浴動作の提案・指導などを行うことで自宅での入浴が再び可能になることもある．実用の場としてだけではなく，評価やトレーニングの機会として入浴サービスを提供することも検討したい．

2. 送迎時の外出練習

送迎がサービスとして付帯する通所サービスにあっても，利用者には最低限の屋外移動が求められる．すなわち，自宅玄関を出てアプローチを通り送迎車にたどり着くまでの移動である．これらは全ての外出の基本ともいえるものであり，送迎時にこうした屋外移動に関与できることは通所サービスの重要なポイントである．利用者が最大限の能力を発揮してこの小さな外出に取り組めるよう配慮し，外出の成功体験を積み重ねることで，利用者本人のみならず，利用者の家族の外出に対する意識をも変革できる可能性がある．家族指導の場としても最適であるため，積極的に取り組みたい．

以上の取り組みは，主に要介護度が低い利用者において想定されるものである．要介護度が高い利用者においては通所サービスの利用自体が活動の機会であり，活動の範囲や頻度をさらに広げていくことが困難なことも多い．そうした重症例に対しては，家庭内での社会参加，すなわち役割づくりを促すような取り組みを心がけるとよい．環境の整った通所サービス事業所内で自分と同じように介護を必要とする他者と共に過ごす中で，利用者は家庭内とは異なる一面を見せている．事業所での普段が家庭での普段とは異なることを意識し，事業所での様子を家族にフィードバックすることを励行したい．家族の認識の変化は家庭で利用者が役割を獲得するための第一歩となる．

疲労・消耗をきたしたフレイルに対する方策

疲労や消耗といった主観には，持久力や耐久性といった身体機能だけでな

く，精神心理機能も強く影響する．精神心理面での消耗は，背景に潜む要因の個別性が強く，全ての利用者に共通する標準的な評価バッテリーは存在しない．スクリーニングにおいて利用者の消耗が明らかである場合には，利用者が通所サービス事業所内で過ごす様子をよく観察し，利用者が意欲を示す活動を探索することに努めたい．利用者の「やりたい」という意欲を発展させていくことで消耗を軽減できる可能性もある．利用者の意欲に応えられるよう，身体機能の向上にとらわれず，自由な発想でサービス提供時間を運営していくことが望まれる．

身体機能面でのフレイルに対する方策

　筋力低下や動作能力の低下などの身体機能面での評価や介入に関しては，別章で詳細を述べていることから，本稿では割愛する．

　医療機関において，身体機能の向上はリハビリテーション専門職（特に理学療法士）が担うべきものである．しかし，通所介護の現場におけるリハビリテーション専門職の普及率は依然として低い水準にある．そのため，通所介護においては，リハビリテーション専門職の役割は「運動療法の実践」ではなく，「運動療法の管理」である方がよい．看護師や介護福祉士といった専門他職種に運動療法を依頼するに当たっては，根拠の提示と具体的な運動プログラムの立案が求められる．通所介護における身体機能面に関連するフレイルに対する運動療法に当たっては，そうした点を十分に意識して臨みたい．

文献

1) 飯島勝矢（主任研究者），他．口腔機能・栄養・運動・社会参加を総合化した複合型健康増進プログラムを用いての新たな健康づくり市民サポーター養成研修マニュアルの考案と検証（地域サロンを活用したモデル構築）を目的とした研究事業．老人保健健康増進等事業 平成 27 年度 事業実施報告書．http://www.iog.u-tokyo.ac.jp/wp-content/uploads/2016/04/h27_rouken_team_iijima.pdf（平成 29 年 11 月 3 日参照）．

〈吉松竜貴〉

施設での実践

POINT OF STUDY

❶ 介護老人保健施設は，在宅復帰や在宅支援を行う施設と介護保険法に定められており，他の施設と比較しても自立度が高いフレイル高齢者の方が多く入所している.

❷ 入所中のリハビリテーションは，利用者の機能維持・改善の効果がある.

❸ 通所リハビリテーションや短期入所においてもリハビリテーションを継続することで機能維持することが望ましい.

❹ 介護予防サロンは，老人保健施設の既存の設備を活用して，フレイルの高齢者に自立支援を行う試みである.

はじめに

　介護老人保健施設（以下，老健施設）は，介護保険制度以前は中間施設として病院から退院した人がリハビリなどにより機能を回復させ，地域に戻るための「中間施設」として老人保健法を元にした医療施設として整備された. 介護保険制度においては「介護保険施設」として再スタートしたが，当初は特別養護老人ホームとの機能の区別が不明確であると指摘されてきた. そこで平成 23 年の介護報酬改定から，在宅復帰率，および回転率といったアウトカム指標に基づく介護報酬が導入され，在宅復帰の機能が見直された. この見直しでは退所者に占める在宅復帰率が 50％を超える施設は「在宅強化型施設」で老健施設の約 2 割がこれに当たる. 在宅復帰率 30％から 50％の施設は「在宅支援加算施設」は約 3 割を占めている. さらに平成 30 年度から施行される改正介護保険法では，老健施設の退所者が「要介護者であって，主としてその心身の機能の維持回復を図り，居宅における生活を営むための支援を必要とする者」と定義された.

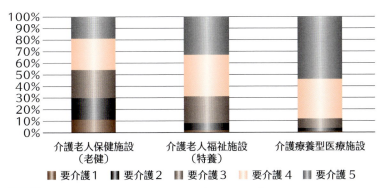

図1 介護保険施設の要介護度の分布（平成28年）
（厚生労働省調査より著者作成）

　また，老健施設の利用者は，他の介護保険施設と比較して要介護1，2の割合が多い 図1 ほか，在宅支援サービスとして，通所リハビリテーション（デイケア）を併設している施設がほとんどある．したがって改善可能性のあるフレイル高齢者の割合は他施設と比較して多いと考えられた．そこで，老健施設における 1. 入所サービス，2. 通所リハビリテーション，3. 短期入所のそれぞれにおける老健施設の機能について，最新のデータに基づいて議論するほか，最近の試みとして，フレイル高齢者に焦点を当てた 4. 介護予防サロンの試みについて紹介する．

入所サービスにおけるフレイル対策

　地域高齢者における在宅復帰のニーズは高い．平成26年度の厚生労働省が行った「介護老人保健施設の在宅復帰支援に関する調査研究事業」で高齢者の退所先の希望についてみると，本人の約20〜30％が「自宅」を希望した．今後も「団塊の世代」の高齢化に伴い，在宅復帰を希望する割合は増えると考えられる．在宅復帰を可能にするため，老健施設では理学療法士や作業療法士，言語聴覚士が常駐しリハビリテーションを行っているほか，多

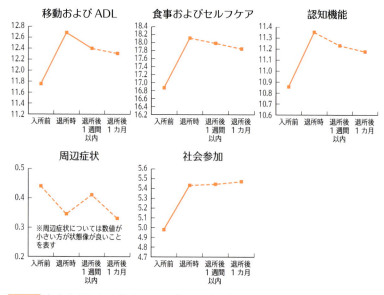

図2 在宅復帰した高齢者の入所中および在宅復帰後の諸機能の変化

職種による生活機能向上のための介入がなされている．リハビリテーションは通常のリハと，入所後3カ月のみ提供できる「短期集中リハビリテーション」および「認知症短期集中リハビリテーション」がある．図2は59施設の老健施設から在宅復帰した方々115名についての機能を5つの領域に分けて検討したものである[1]．測定はICF stagingのスケール[2,3]に基づいているが，類似した傾向を示したスケールを以下のように合計した．

1. 移動およびADL：基本動作，歩行，排泄，入浴
2. 食事およびセルフケア：食事 嚥下，口腔ケア，整容，衣服
3. 認知機能：オリエンテーション，コミュニケーション，認知機能
4. 周辺症状：周辺症状AおよびB項目の合計
5. 社会参加：余暇および社会交流

平均入所期間は79日であった．入所中移動およびADL，食事，認知機能が著しく改善した（実線は有意差があることを示している）．周辺症状（得点が高い方が悪い）は，入所してやや改善したが，環境の変化によって再度

悪化し，その後再び改善した．社会参加は入所中も改善し，さらに在宅復帰後も改善を続けた．以上のことから，在宅復帰ができる高齢者にはフレイルを含む可塑性のある機能低下が含まれ，リハビリテーションなどにより改善することが考えられた．

しかしながら，退所後は社会参加を除くすべての領域で，少しずつ状態は悪化した．以上のことから，心身機能は，老健施設へ入所し，リハを受けることで改善するが，在宅復帰後はリハの頻度が下がり，機能が低下するため，居宅でも機能低下を予防するためのリハビリテーションの継続が望ましいと考えられた．社会参加については，当然ながら在宅復帰によりその可能性が広がるため改善を認めたと考えられた．

通所リハビリテーション（デイケア）におけるフレイル対策

老健施設退所後の高齢者の在宅生活を支える機能としてデイケアと訪問リハビリテーションがある．図2 に示したように，高齢者は在宅復帰後機能低下が始まる．この機能低下を防ぎ，在宅生活を維持することが，老健施設におけるデイケアおよび訪問リハビリテーションの目的である．デイケアにおいては，通常のリハビリテーションのほか，認知症に対する短期集中リハも実施できる．訪問リハビリテーションは，何らかの理由で外出が困難な高齢者に対するリハビリテーションとして有用である．

デイケアの効果は2015年度介護報酬改定の効果検証および調査研究に係る調査（2015年度調査）では，サービス利用開始時よりも日常生活自立度が向上した利用者が，通所リハビリでは26.6%いるが，通所介護では12.4%に止まっていたこと，また利用者のアセスメント（評価）において，ADL評価指標を用いている利用者の割合は，通所リハビリでは76.7%に上るが，通所介護では9.0%に止まることなどから，デイケアでは専門的な視点による介入によりフレイルに対して一定の効果があると考えられた．

短期入所(ショートステイ)におけるフレイル対策

老健施設では短期入所(ショートステイ)において,利用者の家族のレスパイト,およびリハビリテーションの提供がなされているほか,利用者の状態が不安定な場合や,家族の状況の変化がある場合に緊急ショートステイを行っている.通常ショートと緊急ショートの利用目的について,通常ショートはレスパイト目的の利用が64%で最も多いのに対し,緊急ショートはレスパイトの月間の利用13%のみだった.また,リハビリ目的の利用についても緊急ショートと比較して通常ショートで多かった.一方,緊急ショートの利用目的で最も多かったのは家族の体調不良で,38%だった.その他,家族の外出,状態把握(アセスメント),服薬管理・調整,治療・医療的措置を目的とした利用が通常ショートより多いことが特徴だった.しかし利用者の状態像は緊急ショートと通常ショート間で差がなかった.一方よりフレイルの割合が高い要支援者におけるショートステイがある.利用目的は要介護者と要支援者の双方において,利用目的は,レスパイト,家族の外出,リハビリ,家族の体調不良の順で多かった.しかしそれぞれの割合について比較すると,要介護者ではレスパイトが相対的に多く(要介護者63%対要支援者39%),要支援者では家族の体調不良とリハビリが相対的に多かった(家族の体調不良:要介護者4%対要支援者9%,リハビリ:要介護者11%対要支援者15%).以上から,より軽度の利用者で,リハビリテーション介入が行われていることが示唆された.

介護予防サロン

平成25年度から「介護予防サロン」事業として,介護予防の視点に特化し,地域高齢者の介護予防に資する各種サービスを提供する事業を実施した[4].対象者は介護予防事業の対象ではない,あるいは対象であっても参加

していない高齢者とし，基本的には事業開始時点においては各自，自立した生活を営んでいる方を設定した．この「介護予防サロン」のポイントは，前述の「モバイルデイケア」同様，老健施設の特色である多職種による支援であるという点もさることながら，老健施設のもつ多様な機能の一部の地域への開放がなされた．また，当該事業のサービス提供対象者を"フレイル"に該当する高齢者，すなわち「加齢に伴い不可逆的に老い衰えた状態に陥りつつあるも，しかるべき介入により再び健常な状態に戻るという可能性を十分に秘めている高齢者」を意識して募集を行った．全国 10 カ所で介護予防サロンが実施されたが，各施設とも自前のリハビリテーション技術（器具），レクリエーションのバリエーション，専門知識，独自の資源などを活かしながら地域の特性に合わせた有意義なサービスを提供した．174 名の高齢者が参加し，体重，握力，通常歩行速度・歩数，FIM（運動項目）によって，事前事後のアセスメントを行い，身体機能についての評価を行った．t 検定による 2 群の母平均の差の検定を行ったところ，体重および通常歩行速度，FIM〔①清拭（入浴），②浴槽移乗〕においては有意な差がみられた．このほか，栄養状態，社会交流などの指標の改善が見られた．

　当初より自立した高齢者群であることから，表面的に顕著な"改善"を期待するものではなかったものの，結果としては，体重の増加にみられる栄養状態，歩行速度，社会交流という側面で明らかな改善が認められた．さらにサロンに出席することで新たな出会いがあり，そこから交流が始まることによって気持ちが明るくなったことが大きな要因と考えられた．

　今後，この「介護予防サロン」の存在が，"フレイル"の状態にある高齢者を本格的な要介護状態へ移行することを防ぐ，あるいは早期発見・早期介入できるものとの認識が定着すれば，現在，整備が急がれる地域包括ケアシステムにおいても大きな役割を果たすことが期待される．

まとめ

　老人保健施設は，比較的自立度が高いが，フレイルの割合も高い方を介護予防サロンから，通所サービス，ショートステイサービス，および入所サービスという様々な形態のサービスで支えている．その視点は，利用者を在宅

生活に復帰していただき，かつ在宅生活を維持するということである．さらに心身機能的には可逆的段階を過ぎている場合でも，環境因子や個人因子への介入により在宅生活を維持できる方も多くおり，こういった方に対しては多職種協働で，生活を支えることも可能である．

文献

1) 全国老人保健施設協会．生活期リハビリテーションによる効果判定のための評価表の作成とその試行に関する調査研究事業．健康増進等事業研究報告書．2013，全国老人保健施設協会．
2) Okochi J, Takahashi T, Takamatsu K, et al. Staging of mobility, transfer and walking functions of elderly persons based on the codes of the International Classification of Functioning. Disability and Health. BMC Geriatrics. 2013; 13: p. 1-9.
3) 全国老人保健施設協会．新全老健版ケアマネジメント方式〜 R4 システム．2011：社会保険研究所．
4) 全国老人保健施設協会．介護予防サロンの社会・地域貢献モデル事業 報告書．2013.

〈大河内二郎〉

索 引

あ行

アクチビン	104
アジソン病	100
アミノ酸	107
易疲労感	10
インスリン抵抗性	100, 104
インスリン分泌能	100, 104
インスリン様成長因子-1	102
インフォーマルな交流	87
運動不足	165
衛生管理	47
栄養管理	180
栄養不足	107
嚥下調整食	130
オーラルフレイル	24, 28, 45, 92, 98

か行

介護予防サロン	196
介護予防チェックリスト	40, 57, 90
介護老人保健施設	192
可逆性	7, 173
柏スタディ	41
下垂体ホルモン低下	100
滑舌	48
カヘキシア	156
簡易フレイル指標	90
感覚器	172
漢方薬	133
管理栄養士	182
基本チェックリスト	40, 49, 54, 187
臼歯部咬合	47
禁食	128
筋線維数	141

筋タンパク質	107
筋タンパク質合成	108, 144
筋力低下	5, 10
グレリン	99, 103
グレリン類似物質	103
ケアマネジャー	184
欠損補綴	47
健康寿命	172
構音	45
高カルシウム血症	100
咬筋触診	49
口腔衛生状態	49
口腔乾燥	48
口腔機能低下	45
口腔機能トレーニング	50
口腔機能評価	96
口腔スクリーニング	95
高血圧	79, 81
咬合接触面積	47
抗重力筋	143
甲状腺ホルモン低下	100
高齢者総合機能評価	175
誤嚥性肺炎	127
国際生活機能分類	130
孤食	189
骨格筋量	141
骨折	164
骨粗鬆症	164
孤立	89
コルチゾール/DHEAS 比	18

さ行

在宅支援	174
サプリメント	108

サルコペニア	25, 63, 106, 115, 166	多面的側面	175
サルコペニア診断	147	タンパク質	107, 116
サルコペニアの摂食嚥下障害	128	地中海食	124
歯科専門職	182	通所リハビリテーション	193
自己啓発	87	低栄養	62, 128, 181
自己有用感の減少	38	低栄養リスク	46
システマティックレビュー	15	テストステロン	99, 101
社会関係	88	テストステロン補充療法	101
社会参加	87	デヒドロエピアンドロステロン	18, 99
社会的孤立	39	転倒・骨折予防	183
社会的フレイル	4, 24, 27, 115, 117	糖尿病	78, 81, 100
就労	87	閉じこもり	39, 89
消耗	190		

な行

食習慣	45	二次性サルコペニア	158
身体的フレイル	5, 25, 32, 114, 115	日常生活動作	164
生活習慣病	78	認知機能	11, 173
生活の質	102	認知症	34, 128
脆弱	172	認知障害	32
精神心理的フレイル	115, 117	認知的フレイル	4, 24, 28, 31, 32
性腺機能低下症	101	粘膜疾患	46
成長ホルモン	99, 102, 103		

は行

性ホルモン低下	164	ビタミンD	123
舌	48	ビタミンD不足	164
舌圧	48	必須アミノ酸	108
摂食嚥下障害	127	疲労	5
舌苔	49	不応性カヘキシア	159
舌突出	49	副甲状腺ホルモン亢進	100
選択的アンドロゲン受容体修飾薬	101	複合的介入	90
操作的定義	52	副腎皮質ホルモン低下	100
咀嚼機能	45	フリーテストステロン	103
咀嚼筋	48	フレイル	2, 24, 52, 106
咀嚼能率	48	フレイルサイクル	5, 120
		フレイル進行予防対策	179

た行

体重減少	5, 10	プレカヘキシア	159
多職種共同	173	プレフレイル	5, 28, 120
多職種連携	125	包括的	173
立ち上がりテスト	152		

ホエイタンパク質	109
歩行速度	11
歩行速度の低下	5
歩行能力低下	10
補助食品	182
補綴治療	47
ボランティア活動	87
ポリファーマシー	70
ホルモン補充療法	99, 102

ま行

マイオカイン	167
慢性腎臓病	80, 84
ミオスタチン	104
味覚低下	46
味蕾	46
モニタリング	130
モノエン脂肪酸	19

や行

遊離テストステロン	18
要介護状態	172

ら行

ランダム化比較試験	21
六君子湯	103
リハ栄養	130
リハビリテーション栄養	130
療養指導	174
レジスタンス運動	122
ロイシン	108
ロイシン40%配合必須アミノ酸	109
老嚥	128
老年期	172
老年症候群	174
ロコモ25	152
ロコモーションチェック	151
ロコモーショントレーニング	153

ロコモティブシンドローム	150
ロコモ度テスト	151

数字・欧文

25-ヒドロキシビタミンD低値	18
2ステップテスト	152
Amino L40	109
BMIの計測	180
cachexia	156
CES-D	19
CHS index	9, 12
CNAQ	66
cognitive frailty	10, 12, 13
Comprehensive Geriatric Assessment（CGA）	130, 175
C反応性タンパク高値	18
dehydroepiandrosterone（DHEA）	99, 101
DHEA-S	18, 99, 101, 103
FRAIL	56
Friedの基準	187
insulin like growth factor-1（IGF-1）	102, 103
late-onset hypogonadism（LOH症候群）	101
MMSE	19
MNA®	66, 188
Motoric Cognitive Risk Syndrome（MCR）	12
National Center for Geriatrics and Gerontology Study of Geriatric Syndromes（NCGG-SGS）	6
physical frailty	5, 9, 12
potentially reversible コグニティブ・フレイル	36
productivity	87
QOL	102
refractory cachexia	159

reversible コグニティブ・フレイル	36	shrinking/weight loss	5
ROAG	96	social frailty	10, 13
selective androgen receptor modulator（SARM）	101	social relationships	88
short physical performance battery （SPPB）	103		

フレイルのみかた　　　　　　　　　　　　Ⓒ

発　行	2018 年 4 月 20 日　　初版 1 刷

編集者　　荒井秀典

発行者　　株式会社　中外医学社
　　　　　代表取締役　青木　滋

　　　　　〒 162-0805　東京都新宿区矢来町 62
　　　　　電　　話　　03-3268-2701(代)
　　　　　振替口座　　00190-1-98814 番

印刷・製本/有限会社祐光　　　　　＜ MS・YK ＞
ISBN978-4-498-05916-0　　　　　Printed in Japan

JCOPY ＜(社)出版者著作権管理機構 委託出版物＞
本書の無断複写は著作権法上での例外を除き禁じられています.
複写される場合は, そのつど事前に, (社)出版者著作権管理機構
(電話 03-3513-6969, FAX 03-3513-6979, e-mail: info@jcopy.
or.jp) の許諾を得てください.